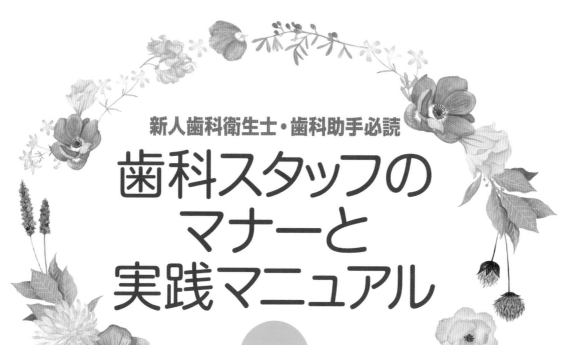

新人歯科衛生士・歯科助手必読

歯科スタッフの
マナーと
実践マニュアル

第3版

公益社団法人 **日本歯科医師会** 監修

一般財団法人 **口腔保健協会**

序　文

　新しいデンタルスタッフの皆さんが，患者さんや他のスタッフと良好な信頼関係を築き，その信頼関係をベースに質の高い歯科医療や口腔保健サービスを提供することを目指し，2003年に発刊された本書は，多くの皆さんに活用されてきましたが，このたび第3版となりました。

　わが国の歯科医療現場の歴史を振り返れば，1950年代から1960年代にかけて，「う蝕の洪水」と言われた時代があり，当時の歯科の待合室には連日患者さんが溢れ，ひとりひとりの患者さんに時間をかけて接することさえ困難な状況が存在しました。その後の歯科界挙げての「う蝕予防」の取り組みの結果，う蝕は大幅に減少し，また8020運動の成果として，自分の歯を保つ人も飛躍的に増えています。

　歯科医療のあり方も「形を直す歯科医療」から「口腔の機能の維持・向上をはかり，全身の健康に資する歯科医療」へと変わっています。全身の健康と深く関わるこの「口腔の機能」は生涯にわたり管理される必要があり，乳幼児から高齢者まで「生活に寄り添う歯科医療」が求められています。またデンタルスタッフの皆さんの役割も単に患者さんの口のことだけでなく，患者さんの全身の状態に目を配り，歯科以外の他の医療職種の皆さんと連携する場面も増えていきます。

　そのように考える時，歯科医療や歯科口腔保健を提供する歯科医師を含むデンタルスタッフの皆さんが，患者さんに長く寄り添うには，その基本として患者さんとの信頼関係が不可欠となります。その信頼関係があって初めて，かかりつけ歯科医，歯科医院としての機能も発揮できます。この信頼関係は歯科医師と患者さんとの間に必要なことはもちろんですが，それ以上に患者さんがデンタルスタッフの皆さんと接する中で育まれ，スタッフの応対一つで，信頼は強固にもなり，揺るぎもします。

　しっかりとした知識と技術をもった上で「寄り添う気持ちを適切な言動と所作の中にいかに込めるか」が大変重要であり，本書では，具体的な事例も示しながら，場面場面の対応例も解説しています。

　本書がデンタルスタッフの皆さんにとって，歯科医院のチームの一員としての役割をしっかり果たし，質の高い歯科医療，歯科口腔保健サービスを提供するという生きがいのある仕事に役立つことを願っています。

令和2年8月

公益社団法人　日本歯科医師会

会　長　堀　　憲　郎

目　次

第 1 章

デンタルスタッフの一員として

① デンタルスタッフの職種と部署

歯科医院の部署はいくつにも分かれ，さまざまな職種のスタッフが分業で仕事をしています。仕事をスムーズに行うために，まず，各部署の名前と役割，職種ごとの仕事内容を理解しておきましょう。

🍃 デンタルスタッフの職種とその仕事内容 ·············

歯科医院のスタッフの職種と仕事内容は，基本的に次の5つに分かれます。

①**歯科医師（院長・勤務医）**：歯科医師の国家資格を持ち，患者さんの治療にあたります。院長は医院の運営に全責任を持ち，治療をはじめとするスタッフの仕事すべてに目を配ります。

②**歯科衛生士**：歯科衛生士の国家資格を持ち，歯科医師の指示のもとに，患者さんに対して予防行為や衛生指導，診療の補助などを行います。

③**歯科助手**：診療室の管理や，歯科医師の診療の補助などを行います。ただし，診療を介助する場合，患者さんの口の中に手指を入れることはできません。

④**受付事務**：患者さんへの対応，会計，カルテの管理などを行います。

⑤**歯科技工士**：歯科技工士の国家資格を持ち，入れ歯などを作ります。院内に常駐する場合と，歯科技工所にいて医院から外注を受ける場合があります。

　以上のうち，歯科衛生士と歯科助手の仕事内容には，一部，重なっている部分があります。そこで本書では，両者の仕事内容の重なった部分をさして「**歯科アシスタントの仕事**」という呼び方をしています。

🍃 歯科医院の部署 ·····························

　歯科医院の仕事は，院内を部署別に見ると理解しやすくなります。
　主な部署の名前と，そこで行われる仕事の内容は，以下のとおりです。

◎**受　付**：受付，会計，カルテなど書類の保管，PC（コンピュータ）入力，
医院によってはカウンセリングも行います。

◎**待合室**：一角に洗口コーナーを設けている医院もあります。

◎**診療室**：診療台（ユニット）があり，ここで診療を行います。この診療台
付近のことを「チェアサイド」と言います。

◎**技工室**：技工を外注している医院では，ない場合もあります。

◎**その他**：消毒コーナー，印象・石膏コーナー，X線室，院長室，スタッフ
ルームなどがあります。また，これらのほかに相談室（患者さん
へのカウンセリングなどを行う場所），機械室，小手術室，滅菌
室，倉庫などを設けている医院もあります。

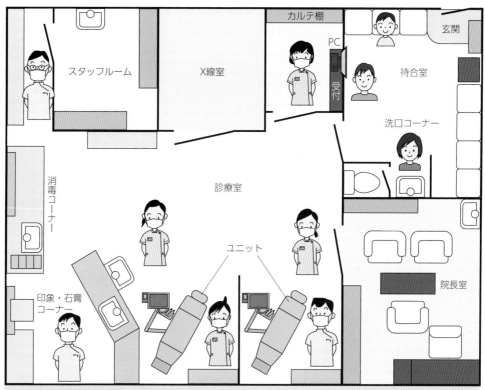

歯科医院の部署の一例（間取り図）
医院によって，各部署が独立している場合，いくつかの部署がひとつになっている場合，区切
りのないワンルーム式になっている場合があります。

② どのような仕事を行うか

受付から診療の補助までを行う歯科アシスタントは，患者さんにとって最も身近な存在です。さまざまな仕事の内容をしっかりと把握して，患者さんのよきアドバイザーとなれるように努めましょう。

歯科アシスタントの仕事 ・・・・・・・・・・・・・・・・・・・・・

歯科アシスタントの仕事にはさまざまなものがありますが，それをおおまかに分類すると，以下のようになります。くわしい仕事の内容は，「第3章 1日の仕事の流れ」と「第6章 いろいろな業務」を参照してください。

（1）院内の環境整備

待合室・受付・トイレ・診療室などの清掃と整理整頓/窓の開け閉め/空調の調節/インテリアや掲示物のチェック/あとかたづけなど。

（2）受付事務

患者さんの受付/来客への応対/業者への応対/電話やファクスなどへの対応/PC入力/予約の管理/新しい患者さんのカルテや診察券の作成/問診表への記入依頼/再診の患者さんのカルテの出し入れ/カルテへの患者さんの住所・氏名の記入/各種文書の作成/歯科用品の販売など。

（3）診療補助

ユニットへの患者さんの誘導/患者さんへの注意/トレーセッティング/薬品の準備/診療時の補助/治療後のケア/診療前後の準備やあとかたづけなど。

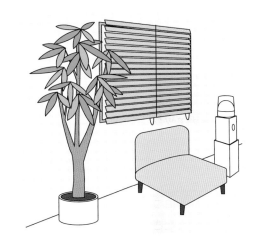

（4）物品の管理・補充

薬品・技工物・X線フィルムの在庫管理・補充注文・保管/歯ブラシなどの販売用品や文具などの消耗品

の在庫管理・補充注文・保管など。

（5）診療器材の整備

器材の手入れと準備，器材の消毒や滅菌など。詳しいことは，口腔保健協会発行の『器材準備マニュアル』を参考にしてください。

（6）金銭処理

診療費の会計，伝票整理，金銭出納帳の作成など。

（7）その他

カルテの管理，保険請求事務，リコール，治療の完了した患者さんのカルテの整理や X 線フィルムの処理など。

💬 診療を補助するときに注意すべき点 ・・・・・・・・・・・・・・・・・・・・・・

診療補助は必ず歯科医師の指示の下に行いますが，歯科衛生士にできて，歯科助手にはできない仕事もあります。ことに，歯科助手が患者さんの口の中に手指を入れることは法律で認められていないので，充分に注意しましょう。

〈歯科助手にはできない診療補助〉

- ・ラバーダム防湿
- ・修復物の研磨
- ・歯石除去
- ・印象採得
- ・サホライド等の塗布
- ・仮封材の除去
- ・PMTC（p.70 参照）
- ・矯正装置の除去
- ・フッ化物の塗布
- ・貼薬，術後の洗浄，患者教育

リコールとは？

治療が終わった患者さんには，再び歯のトラブルが発生しないように，一定期間を過ぎたのちに来院してもらう必要があります。そこで新たなむし歯や，口腔内の清掃状態などをチェックします。

（7）「その他」の仕事にあげたリコールとは，患者さんにその約束をとりつける仕事です。リコールは通常，成人の場合は 6 カ月～1 年の間隔で，子どもの場合は 3～6 カ月の間隔で続けていきます。

リコールについて患者さんにどう説明するかは，p.49 で実例をあげているので，参考にしてください。

3 信頼される歯科医院にするために

> 患者さんが求めるのは，「質の高い医療」と「親切な対応」。ことに，スタッフの対応の良し悪しには敏感です。今や，歯科医院もサービス業と考えられる時代。患者さんの立場に立った親切な対応を心がけましょう。

🗨 患者さんが求めるのは「感じのよさ」 ・・・・・・・・・・・・・・・・・・・・・・・・

　痛みや不安を抱えて歯科医院にやってくる患者さんは，スタッフに対して，正確で素早い対応と，「感じのよさ」を求めています。「感じのよさ」とは，ていねいで親切な応対。それは，患者さんを思いやる気持ちから生まれます。

　応対の良し悪しは，すぐにわかるものなので，スタッフの態度ひとつで，その歯科医院が信頼できるかどうかのイメージが決まることもあります。

　それだけに，歯科スタッフは常に患者さんの立場に立ち，一人ひとりの患者さんの状況によって，臨機応変に，きめ細かく対応することが求められます。患者さんが「自分の家族だったら」と考えながら接するといいかもしれません。

🗨 患者さんは，こんなところを見ている ・・・・・・・・・・・・・・・・・・・・・・・

　患者さんに信頼してもらうためには，常に初心を忘れず，プロ意識をもって仕事をすることが大切です。ところが，仕事に慣れてくると，つい応対が事務的になったり，言葉づかいがぞんざいになったりして，患者さんに冷たい感じを与えてしまうことがあります。また，忙しさなどを理由に室内の整理整頓がおろそかになると，患者さんに不快感を与えてしまうこともあります。これでは患者さんとの間に信頼関係を築くことはできません。ちょっとした気のゆるみから，それまで築いてきた信頼関係が崩れてしまうこともあるのです。

　では，患者さんは，歯科アシスタントの仕事のどんなところを見ているのでしょうか。右の表は，それを整理したものです。この表から，あなたの仕事ぶりが患者さんにどのような印象を与えるか，理解しておきましょう。

🗨 守秘義務を守る ・・・・・・・・・・・・・・・・・・・・・・・・

　診療室では，正しい治療を行うために，患者さんの持病や家族の病歴など，プライバシーに関することを聞く場合があります。そのなかには，患者さんが他人に知られては困るようなこともあるので，仕事で耳にした患者さんの秘密は，法律上，他人に話してはいけないことになっています。これを「守秘義務」といいます。互いの信頼関係を保つ意味でも，守秘義務を守ることは重要です。

■患者さんは，ここを見ている

注目点	仕事ぶり	患者さんが受ける印象
仕事の態度	機敏・笑顔	仕事熱心な医院だ・患者を大切にしている
	緩慢・無表情	冷たい・患者を大切にしていない
言葉づかい	ていねい	スタッフ教育がゆきとどいている
	ぞんざい	スタッフ・院長に常識がない
電話の応対	ていねい	スタッフは感じのいい人だろう・信頼できそう
	ぞんざい	やる気がなさそう・通院してもいいのか悩む
院内の印象	整理整頓	清潔で衛生的・ていねいな治療をしてくれそう
	乱雑	治療も雑なのでは？・別の病気に感染してしまいそう
ポスターやインテリア	新しい・きれい	意欲的な医院だ・スタッフは親切で気がききそう
	古い・汚い	だらしない医院だ・スタッフは気がきかないだろう

🗨 患者さんに不快感を与える態度とは ・・・・・・・・・・・・・・・・

・患者さんに声をかけられるまで応対しない。

・患者さんの話を途中でさえぎる。

・体の不自由な患者さんに手を貸そうとしない。

・「担当が違うのでわかりません」と答える。

・患者さんがいるのに私語をかわしている。

・待合室が乱雑になっているのに，すぐにかたづけようとしない。

・いつもより治療費が高額になっているとき，ていねいに説明しない。

・薬を渡すとき，薬の説明をせずに袋に入れてしまう。

4 職場での人間関係

職場の人間関係は，仕事を効率的に進めるうえで，とても重要なものです。先輩，同僚との接し方に注意をはらい，良好な人間関係を築いて，チームとしてまとまりのある仕事をするように努めましょう。

歯科医療はチーム医療

歯科医院では，院長を中心に，歯科衛生士，歯科助手，歯科技工士，受付事務などの人たちが協力しあいながら，毎日の診療を行っています。このように，歯科医師を中心とする小さな集団が力を合わせて行う医療のことを，「チーム医療」と言います。

職場に良好な人間関係があれば，仕事はスムーズに進み，患者さんにもよい印象を与えることができます。逆に，職場の人間関係が悪いと，仕事ははかどらず，歯科医院全体のイメージを悪いものにしてしまいます。

職場には，年齢，経験，立場，役割の違う人たちが集まっているので，最初はとまどうことも多いかもしれません。しかし，自分から積極的にとけこむ努力をすれば，おたがいに信頼しあい，相手の立場を尊重しあえる人間関係は築けるものです。よりよい治療には「チームの和」が必要なのです。

全体の効率を考えながら仕事をしよう

職場では，チームワークが第一に重視されます。仕事をするときには，歯科医院全体としての仕事の効率を考えながら行動することが大事です。

たとえば，患者さんが込み合っているとき，「受付には別の人がいるから，私は手伝わなくていいわ」と，われ関せずでいるのはよくありません。「受付事務がスムーズに進まないと，患者さんに迷惑がかかり，病院のイメージが落ちる」というように，歯科医院全体のこととして考える習慣をつけましょう。

そして，自分の仕事でなくても，できることは積極的に手伝うようにします。こうした積み重ねが，職場でのあなたに対する信頼感を高めていくのです。

職場で重視される「ほうれんそう」

「ほうれんそう」とは，「報告・連絡・相談」のこと。この３つは，社会人の仕事に対する心構えとして非常に重視されています。

チームワークを第一に考える職場では，勝手な判断は禁物です。報告や連絡は迅速に行い，わからないことがあれば，何でも院長や先輩に相談するようにしましょう。特に，ほかの人の仕事と関係することは，自分一人で勝手に判断せず，必ず相談して指示をあおぐようにします。

職場での接し方

仕事に慣れて，職場の人と親しい関係になっても，接し方には節度を持つべきです。仕事中は常に敬語を使い，「おはようございます」「お疲れさまでした」「お先に失礼します」といった挨拶も忘れずに。こうした日ごろのコミュニケーションが，仕事上の意見の違いなども，うまく解決に導きます。

また，注意を受けるときには，立ったままで話を聞くのが礼儀です。人から注意されるのは気持ちのいいものではありませんが，相手は，あなたのためになると思って言ってくれているのですから，ふてくされた態度をとったりせず，素直な気持ちで聞きましょう。失敗に気づいたときは，それを指摘される前に，自分のほうから「申し訳ありませんでした」と率直に謝ることも大切です。

同僚との接し方

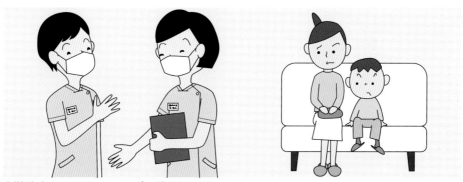

◆勤務中になれなれしすぎる態度は禁物

親しい同僚であっても，「○○ちゃん，これやってー」などと，くだけすぎる言葉づかいやなれなれしい態度は，周囲にだらしない印象を与えてしまいます。

5 指示の受け方と報告のしかた

> 仕事をスムーズに進めるには，院長や先輩からの指示を的確に受け，実行し，その結果を必ず報告することが大事です。事務上の連絡も，素早く正確に行います。ここでは，それらの方法について説明します。

💬 指示の受け方 ・・・・・・・・・・・・・・・・・・・・・・・・・・・・・・・

　指示を受けるときには，その内容を充分に理解しなければなりません。間違いなく指示を受け，実行に移すために，次の手順をふむようにしましょう。

①**まず返事をする**：呼ばれたら，「はい！」と元気よく返事をしましょう。

②**必ずメモをとる**：聞きのがしや勘違いがないよう，必ず筆記用具を持参し，相手の話をメモします。

③**指示の要点をつかむ**：メモをとるときには，次の「5W2H」をはっきりさせて，指示のポイントをつかみます。

　　　　　5W：When?（いつ＝時期，時間）/Who?（誰が＝命令を実行に移す人）/Where?（どこで＝場所）/What?（何を＝用件）/Why?（なぜ＝理由）

　　　　　2H：How?（どのようにして＝方法）/How much?（いくら＝金額）または How many?（どれだけ＝数量）

④**話は最後まで聞く**：話の途中で口をはさまず，指示を最後までしっかり聞きましょう。

⑤**疑問点を確認する**：聞き終わったら，理解できなかったことやメモが追いつかなかったことなどについて，必ず質問して確認します。ミスをさけるためには大切なことです。

⑥**指示を復唱する**：質問のあと，確認のために指示の内容を復唱します。

⑦**了解の返事をする**：復唱して問題がなければ，「はい，かしこまりました」と，はっきり返事をします。

※**指示に応じられないときには**：ほかの仕事などで，どうしても指示に応じることができない場合には，その理由をはっきりと話して，

了承を求めます。「今日中に」と言われた仕事を「忙しいから明日にしよう」などと勝手に変更してはいけません。

💬 報告のしかた ••••••••••••••••••••••••••••••••••••

指示を実行した結果どうなったかを報告しないうちは，その仕事は終わったことになりません。結果は，次の方法で必ず指示をした人に報告します。

①**すぐに報告する**：指示を実行したら，すぐにその結果を報告します。

②**報告の方法を選ぶ**：話して報告するか，文書で報告するかを選びます。仕事によっては，文書といっしょに資料やデータなどを提出する必要もあります。文書で報告する場合は，箇条書きにしてわかりやすくしましょう。

③**結論から先に**：起こった結果をありのままに報告します。悪い結果になったときでも，言い訳や説明はあとまわしにして，結論から先に述べます。報告する内容は，先にあげた「5W2H」でまとめると，要領よく簡潔に相手に伝えることができます。

💬 連絡のしかた ••••••••••••••••••••••••••••••••••••

○**患者さんの相談や問い合わせに対して**：スピード感のある対応が，いちばんのポイントです。相談や問い合わせの内容は必ず正確にメモをとり，歯科医師やスタッフにすぐに伝えます。患者さんに対する答えも，同じように少しでも早く伝えて，安心させてあげましょう。

○**院内での連絡**：事務的な連絡や伝達を行うときにも，メモをとって正確に行います。事務上の書類や文書を院内にまわすよう命じられたときには，その文書を書いた人の名前と，自分の名前を「発信者」として記入しておきます。自分にまわってきた書類や回覧文書は，素早く処理して次にまわします。

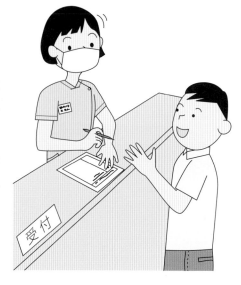

■歯科アシスタントの心得————

💬 よりよい仕事をするために ・・・・・・・・・・・・・・・・・

　下の表に，歯科アシスタントとして仕事をするうえでの心構えをまとめました。どれだけ理解できているか，チェックしてみましょう。

患者さんへの接し方	患者さんの立場に立ち，誠意をもって親切に接する
	患者さんの話を最後まで正確に聞く
	言葉づかいや電話の応対をていねいにする
仕事のしかた	どんな場合でも正確・迅速・ていねいに仕事をする
	新人だからという甘えを捨て，プロ意識をもって仕事をする
	チームワークを第一に考え，医院全体の仕事としての効率を常に考える
職場での態度	挨拶や返事をきちんとし，院長・先輩・同僚に節度をもって接する
	失敗したら率直に謝り，注意は素直な気持ちで聞く
	自分の仕事でなくても積極的に手伝う

💬 歯の名前を覚えよう ・・・・・・・・・・・・・・・・・

○乳　歯：子どものときに生える歯。上あごと下あごに10本ずつ，合計20本で成り立っています。

○永久歯：大人になる過程で生え変わる歯。上あごと下あごに14本ずつ，合計28本（親しらずを入れると32本）で成り立っています。

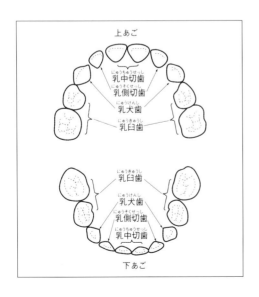

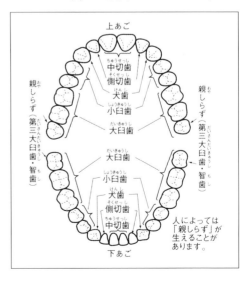

第 2 章

社会人としての
基本的なマナー

1 職場でのマナーと身だしなみ

職場での人間関係をよくし，感じのいい歯科医院にするために
は，スタッフの一人ひとりが社会人としてのマナーを身につけ
ていなければなりません。まず，職場での基本的なマナーにつ
いて学びましょう。

🍃 出勤したときのマナー

○**時間の余裕をもって出勤する**：勤務開始時刻の5〜10分前には出勤するよう
にしましょう。定刻ぎりぎりでは間に合ったことになりません。すぐに仕事
を始められる状態になっていてこそ，間に合ったことになるのです。

○**さわやかな朝の挨拶を**：おたがいに気分よく仕事が始められるよう，「おは
ようございます」と元気に朝の挨拶をかわしましょう。

🍃 昼休みのマナー

○**昼食のために持ち場を離れるとき**：出かける前に，必要な連絡事項があれば
同僚に伝達しておきます。昼食後は，勤務開始時刻に遅れないよう持ち場に
戻り，「ただいま帰りました」と挨拶しましょう。

○**院内で昼食をとるとき**：テーブルにつくときは，まわりの人に「よろしいで
すか」「失礼します」などと声をかけ，楽しい雰囲気で食事をしましょう。

🍃 帰るときのマナー

○**かたづけと挨拶を忘れずに**：終業時刻の前から帰りじたくをするようなこと
は，マナー違反です。終業時刻になり残った仕事がないようなら，まわりを
かたづけ，帰りじたくを始めます。職場を出るときは，残って仕事をしてい
る人たちに「お先に失礼します」と挨拶を忘れずに。

○**終業時刻になっても仕事が終わらないとき**：診療が長引いて，終業時刻に
なってしまったときでも，早く帰りたいそぶりを見せるのは患者さんやスタッ
フに失礼です。そわそわと何度も時計を見るような行為はつつしみましょう。

🍃 身だしなみへの配慮も大切なマナー ・・・・・・・・・・・・

　身だしなみを整えることは社会人として基本的なマナーですが，医療に従事する者としては，衛生面でも十分な配慮を求められます。

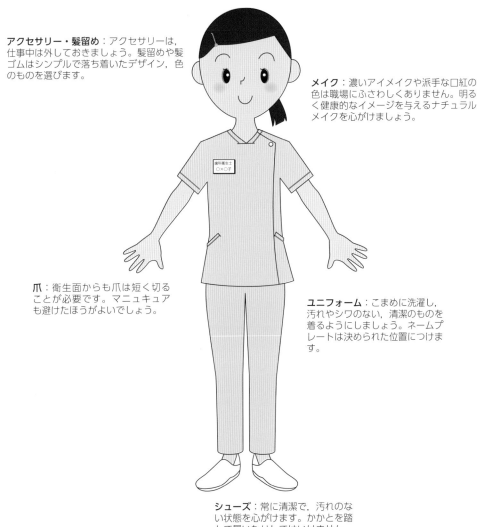

髪の毛：長い髪はうしろで1つに束ねましょう。動いたときに，まとめた髪が前に垂れてこないような工夫も必要です。前髪やおくれ毛も目元にかからないように，長い場合はピンでとめるなどします。髪の色は明るすぎない自然な色が，患者さんから好感をもたれます。

アクセサリー・髪留め：アクセサリーは，仕事中は外しておきましょう。髪留めや髪ゴムはシンプルで落ち着いたデザイン，色のものを選びます。

メイク：濃いアイメイクや派手な口紅の色は職場にふさわしくありません。明るく健康的なイメージを与えるナチュラルメイクを心がけましょう。

爪：衛生面からも爪は短く切ることが必要です。マニュキュアも避けたほうがよいでしょう。

ユニフォーム：こまめに洗濯し，汚れやシワのない，清潔のものを着るようにしましょう。ネームプレートは決められた位置につけます。

シューズ：常に清潔で，汚れのない状態を心がけます。かかとを踏んで履いたりしてはいけません。

好感をもたれる身だしなみ

2 欠勤や早退のとき

どんなに有能な歯科アシスタントであっても，欠勤や遅刻・早退が多くては，プロとして失格です。やむをえない事情で欠勤したり，遅刻・早退しなければならない場合には，次の注意点を守るようにしましょう。

🍃 欠勤するときの注意点 ･･････････････････････････

○**欠勤の連絡は早めに**：病気や家の事情などで急に欠勤しなければならなくなったときには，朝いちばんで職場に電話をします。仕事の連絡もありますので，できればメールではなく電話をするようにします。

　あらかじめ欠勤するとわかっている場合には，わかった時点で，前もってそのことを院長に申し出て了承を得て，仕事の連絡や引き継ぎをすませておきます。

○**長期の欠勤になるときには**：病気で数日にわたって欠勤する場合は，医師の診断書を職場（院長あて）に提出します。

○**有給休暇をとるときには**：あらかじめ休暇期間の候補をいくつか考えておき，院長やスタッフと相談して，ほかの人と休みが重ならないようにします。休暇の期間が決まったら，改めて院長に報告し，了承を得るようにします。

　休暇の前には，自分の仕事をきちんと終わらせたうえで，前日に同僚や先輩と仕事の引き継ぎを行います。そのとき「協力していただく」という気持ちを忘れずに，またほかの人の休暇のときにも，こころよく協力しましょう。

○**欠勤や休暇のあとには**：欠勤や休暇明けに出勤した日の朝は，院長をはじめとするスタッフに「本日から出勤しました」と挨拶します。あなたがいないあいだ，ほかのスタッフは，あなたのぶんまで仕事をしてくれていたのですから，「ご迷惑をおかけしました」のひとことも忘れずに。

🍃 早退するときの注意点 ･･････････････････････････

急病などでやむをえず早退するときは，なるべく早く院長に理由を話し，了

承を得ます。仕事の区切りはきちんとつけ、「申し訳ありませんが、よろしくお願いします」と、あとのことを同僚などに頼んでから帰宅します。

あらかじめ早退することがわかっている場合には、早めに院長の了承を得て、ほかのスタッフにも報告し仕事の引き継ぎを頼んでおくようにします。

🗨 遅刻したときの注意点 •

○**遅刻しそうになったら**：寝坊などで遅刻するのは、社会人として許されない行為です。交通機関の遅れなどで、やむをえず遅刻する場合には、なるべく早く職場に電話をして、遅刻の理由・何分ぐらい遅れるかを連絡します。職場についたら、まず院長（上司）に挨拶し、「ただいま到着しました」と必ず報告します。

○**言い訳をしない**：たとえ自分の責任で遅れたのではなくても、ほかのスタッフには、「申し訳ありませんでした」のひとことを。「私は早く家を出たのに、電車がなかなか来なくて」などと言い訳をするのは、見苦しいものです。

🗨 私用で外出するときの注意点 • • • • • • • • • • • • • • • •

○**私用外出はできるだけ避ける**：休憩時間以外に個人的な用事で外出するのは、つつしむべきです。やむをえない事情がある場合には、「行き先、用件、何分ぐらいで戻るか」を院長（上司）に申し出て、必ず了承を得るようにします。そして仕事の区切りをつけ、不在中のことを同僚などに頼んでから外出します。

○**外出から戻ったら**：すぐに院長（上司）に「ただいま戻りました」と報告し、周囲のスタッフにも迷惑をかけた旨、ひと声かけます。

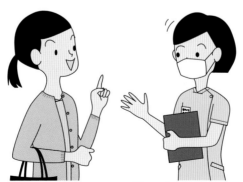

◆備品の買い足しなどで外出するときも、「行き先、用件、戻る時間」を告げてから。

③ 話し方と敬語

> 社会に出ると，周囲は自分より立場が上の人ばかり。正しい話し方や敬語の使い方ができないと，「マナーが悪い」と思われてしまいます。相手に不快感を与えない話し方と敬語をマスターしましょう。

💬 好感をもたれる話し方とは

　学生時代なら，友人に対して多少ぞんざいな話し方をしても許されますが，社会人になって患者さんや院長・先輩などを相手にしたら，それは許されません。次のことに注意し，「非常識な人」と思われないようにしましょう。

○**相手の立場に立って話す**：正しい話し方の基本は，伝えたいことを相手に正確に理解してもらうことです。常に「この話し方で理解してもらえるかしら」と相手の立場に立って考え，ゆっくり，わかりやすく話しましょう。

○**患者さんに対して**：難しい専門用語や略語を使っても，理解してもらえないことが多いものです。「口腔」は「口の中」，「歯肉」は「歯ぐき」というように，日常使う言葉におきかえて話すよう心がけましょう。

○**相手の目を見て話す**：目をそらして話すと真剣さが伝わらず，相手は聞く気をなくしてしまい，伝えたいことがらが正確に伝わらないことが多いものです。

○**声の調子と態度に気をつける**：どんなにていねいに話していても，声が小さかったり，態度がおうへいだったり冷たかったりすれば，相手に不快感を与えてしまいます。声は聞きとりやすい大きさで，誠意のある態度で話しましょう。

💬 敬語とは

　敬語とは，相手に敬意を表すための言葉で，他人とのコミュニケーションを深めるために欠かせないものです。敬語には，次の3つの種類があります。日ごろから使い慣れて，正しく使い分けられるようになりましょう。

①尊　敬　語：話の相手や，第三者（その場にはいない人）をうやまう気持ちを表現するために使います。

②謙　譲　語：自分や自分の身内の者(家族・同じ職場の人など)に関して，へりくだることによって，相手に敬意を表す言葉です。

③ていねい語：事実を述べるときなどに，言葉づかいをていねいにすることで相手に敬意を表したり，話す人の品位を保ったりします。

🍃 敬語のルール ···

①尊　敬　語：動詞の最後に「れる」「られる」をつけたり，「お…になる」と言い表すのが基本パターンですが，別の表現をする場合もあります。

例：「食べる」→「お食べになる」「めしあがる」

②謙　譲　語：動詞の最後に「させていただく」をつけたり，「お…いたす（いたします）」と表すのが基本ですが，まったく違う表現をすることもあります。

例：「聞く」→「聞かせていただく」「うかがう」

③ていねい語：動詞の最後に「です」「ます」をつけるのが基本です。ほかに，「…です」→「…でございます」のような表現もあります。名詞の前には，「お口」，「ご本人」のように「お」や「ご」をつけますが，コピー，コップなどの外来語には「お」や「ご」はつけません。

■社会人として必ず覚えておきたい敬語

一般表現	尊敬語	謙譲語	ていねい語
する	なさる（される）	いたす・させていただく	します
いる	いらっしゃる	おる・おります	います
言う	おっしゃる	申し上げる	言います
聞く	お聞きになる	うかがう	聞きます
見る	ごらんになる	拝見する	見ます
行く	いらっしゃる	うかがう・参る	行きます
来る	いらっしゃる・お見えになる	参る	来ます
食べる	めしあがる	いただく	食べます
会う	会われる・お会いになる	お目にかかる	会います
知っている	ご存知でいらっしゃる	存じる・存じ上げる	知っています

4 状況に応じた言葉づかい

> 患者さんに満足感を与え，スタッフが気持ちよく仕事をするためには，状況に応じた言葉づかいをすることが大切です。節度ある話し方，正しい敬語の使い方を身につけて，信頼される歯科医院にしていきましょう。

職場で「仲間言葉」を使うのはタブー

仕事中には，仲間うちで使うような言葉を絶対に口にしてはいけません。

院長や先輩に対して，「だからさ」「あのね」「うん」といった言葉を使うのは，目上の人を自分と同等あつかいしたことになり，相手は気分を害してしまいます。また，同僚を「たまちゃん」「チーくん」などとニックネームで呼んだり，「ケイコー」などと呼び捨てにするのは，完全な公私混同です。

こうした乱れた言葉づかいは，相手に対して失礼なだけでなく，患者さんが耳にすれば，「だらしない」「患者を軽く見ている」と不快感を持ちます。職場での言葉づかいは，常に患者さんの存在を意識したものであるべきです。

人称・敬称の使い方をマスターしよう

「人称」とは，自分・相手・第三者など「人」をさす言葉です。また「敬称」とは，「様」「さん」のように相手をうやまう呼び方や，「院長」「部長」のように役職をさす呼び方のことです。

人称や敬称の使い方には次のようなルールがあります。

・自分をさす場合：私（わたし）、私（わたくし）ども
・相手をさす場合：○○様，○○さん
・上司をさす場合：○○院長，○○部長など（役職名をつける）
・先輩や同僚をさす場合：○○さん
・そのほかの人をさす場合：あの人→あの方，誰→どなた・どちら様，男の人→男性の方，女の人→女性の方，老人→ご年配の方，子ども→お子様（さん）

🍃 敬語の使い分けに注意しよう ・・・・・・・・・・・・・・・・・・・・・・・

　院内で使う敬語と，外部の人に対して使う敬語は違います。

　たとえば，患者さんから見れば，院内の人はすべてあなたの身内になります。院内のスタッフ同士では，「院長先生は外出されています」というように敬語を使いますが，これをそのまま患者さんに言ったら，「身内に対して敬語を使うとは，なんて非常識な医院だ」と思われてしまいます。患者さんをはじめとする外部の人に対しては，「院長は外出しております」と言うのが常識です。

🍃 間違った敬語を使わないように ・・・・・・・・・・・・・・・・・・・・・・

　間違った敬語で話しかけられると，相手は不快な気分になるものです。下の表に，患者さんとの会話で間違えやすい敬語の使い方の例をあげました。左側は間違った使い方，右側が正しい使い方です。右側を隠して正しい使い方を自分で考え，基本的な敬語をマスターしているかチェックしてみましょう。

■間違えやすい敬語の使い方の例

間違った使い方	正しい使い方
「保険証を見せてもらえますか」	「保険証を拝見させていただけますか」
「気をつけて参ってください」	「お気をつけておいでください」
「あとでこちらから連絡します」	「のちほどこちらからご連絡させていただきます」
「具合はどうでしたか」	「具合はいかがでしたでしょうか」
「ちょっとお待ちしてもらえますか」	「しばらくお待ち（になって）いただけますか」
「……と院長先生がおっしゃっています」	「……と院長が申しております」
「ごめんなさい」「すいません」	「申し訳ございません」「おそれいります」
「はい，わかりました」	「はい，かしこまりました」
「やわらかいものなら，食べていいですよ」	「やわらかいものなら，めしあがっても大丈夫です」
「次の診療日は受付でうかがってください」	「次の診療日は受付でお聞きになってください」
「おつりを確かめてください」	「おつりをお確かめください」
「お大事に」	「お大事になさってくださいませ」

5 来客への応対

> 歯科医院には，薬品会社や歯科材料店の人，院長と個人的に付き合いのある人なども訪れてきます。ここでは，院長を訪ねてきたお客様への応対のしかたを例にとり，順を追って説明していきます。

来客への接し方と名刺の受け方

①**相手の名前と用件を確認する**：「失礼でございますが，どちら様でしょうか」と，相手に失礼のないように名前や用件を聞きます。

②**名刺を両手で受ける**：名刺を出されたら，右の手のひらで受け，左手を軽くそえます。胸の高さで受け，名刺をのせた手は下におろさないように。

③**名刺を読んで相手を確認する**：「○○薬品の○○様でいらっしゃいますね」と確認します。読み方がわからないときは，「失礼ですが，お名前は何とお読みすればよろしいでしょうか」とたずね，相手が答えたら，「○○様でございますね。たいへん失礼いたしました」と言います。

④**面会できるかどうか即答しない**：院長が治療中で面会できない場合もあるので，「ただいま見て参ります。少々お待ちくださいませ」と言います。

来客の取り次ぎ方

○**名刺を見せて取り次ぐ**：「失礼します。○○薬品の○○様がお見えです。いかがいたしましょうか」と言い，お客様の名刺を院長のほうに向けて見せます。治療中なら治療が終わるまで待つか，用件を書いたメモを渡します。

○**院長が不在の場合**：「申し訳ございません。院長はあいにく外出しておりまして，○時ごろ戻る予定でございます。おさしつかえなければ，ご用件をおうかがいいたします」と言います。用件を聞いたら，「確かにうけたまわりました。せっかくおこしいただいたのに申し訳ございませんでした」と言います。

○**院長が会いたがっていない場合**：「たいへん申し訳ございません。院長は治療中で手が離せないようです。本日は特に混み合っておりますので，よろし

ければ私がご用件をうけたまわります」と，忙しさを理由にしましょう。

🍃 お客様の案内のしかた ・・・・・・・・・・・・・・・・・・・・・・・・・・・・・・・・

「どうぞこちらへ」と声をかけ，お客様の1～2歩先を歩きます。応接室など
のドアは軽くノックしてから開け，お客様に一礼して「こちらでございます。
どうぞお入りください」と言い，お客様を通してから静かにドアを閉めます。

🍃 お茶やお菓子の出し方 ・・・・・・・・・・・・・・・・・・・・・・・・・・・・・・・・・

ノックして部屋に入り，ドアを閉め，その場でお客様に「失礼します」と挨
拶します。サイドテーブルの上にお盆を置き，茶たくに湯飲みをのせて両手で
持ってお客様の席の手前で軽く会釈をしてから，お客様の正面に両手でお茶を
出し，「どうぞ」とすすめます。お菓子がある場合は，お菓子のほうから先に出
します。お菓子もお茶も，お客様のほうから先に出すのがマナーです。出し終
えたらドアの前でお客様に向かって一礼し，静かにドアを開けて出て行きます。

■お辞儀のしかたをマスターしよう

会　釈	敬　礼	最　敬　礼
患者さん・院長・先輩と，廊下ですれ違ったときなど。	患者さんに直接応対するとき。院長・先輩に朝夕の挨拶をするときなど。	相手に深く感謝するとき。おわびをするとき。患者さんを見送るときなど。
視線は相手の目から胸のあたり，または自分のつま先から2mほど前に。両手はももの前でそろえる。	視線は自分のつま先から1mほど前に。両手はひざの少し上あたりでそろえる。	視線は自分のつま先から50cmほど前に。両手はひざの少し上あたりでそろえる。
15° ／ 2m	30° ／ 1m	45° ／ 50cm

社会人としての基本的なマナー

■職場マナー・チェック表───────

　日常の勤務の中で，自分ではできていると思っていることが，意外とできていないことがあります。下記のチェック項目を読んで思い当たる点を　○＝できている　　△＝ふつう　　×＝できていない　の段階で書き込んでみてください。×とつけた項目がある場合はどうすれば改善できるか考えましょう。先輩にアドバイスをもらうのもよいでしょう。

1.	余裕のある出勤時間になっていますか？	
2.	始業時間がきたらすぐ仕事にかかれる準備はできていますか？	
3.	職場の人たちに朝の挨拶はできていますか？	
4.	先に帰宅する際の挨拶はしていますか？	
5.	業務中の私語は控えていますか？	
6.	爪は長くないですか？	
7.	仕事のじゃまにならない髪型になっていますか？	
8.	ユニホームや靴などに汚れはないですか？	
9.	欠勤（当日）・休暇（前もって）の連絡はできていますか？	
10.	遅刻の連絡はいれていますか？	
11.	患者さんにゆっくり，わかりやすく話していますか？	
12.	相手の顔を見て話すようにしていますか？	
13.	尊敬語・謙譲語・ていねい語をきちんと使い分けていますか？	
14.	同僚に対しても正しい言葉づかいをしていますか？	
15.	仕事中，同僚とニックネームで呼び合うことは避けていますか？	
16.	指示を受けるとき，きちんとメモをとっていますか？	
17.	指示された仕事が終わったら，必ず報告していますか？	
18.	相手に話が伝わるようにはっきりと正確に話していますか？	
19.	連絡や伝達事項は迅速に処理していますか？	
20.	来客への応対はきちんとできていますか？	

第 3 章

1 日の仕事の流れ

1 朝の院内点検

> 出勤してユニフォームに着替えたら，院内を清掃・点検し，患者さんを迎える準備をします。1日の仕事の流れをスムーズにし，患者さんを気持ちよく迎えるためにも，院内の清掃・点検は毎朝必ず行いましょう。

朝の点検で院内環境を快適に

快適で清潔な院内環境は，患者さんに好感を与えるだけでなく，仕事の効率を高めることにもつながります。患者さんに気持ちよく治療を受けてもらうために，院内の雰囲気を明るく，清潔に保ちましょう。

点検は患者さんの立場に立って行おう

多くの患者さんが利用する待合室，トイレや洗面所などの環境を清潔に整えることは，歯科アシスタントの重要な仕事のひとつです。入念に掃除をし，インテリアや備品などの状態を点検して，足りないものがあれば補充しておきましょう。患者さんの立場に立って，「快適か，不便はないか」を考えて点検します。

入り口・玄関の点検のポイント

・入り口の前にゴミなどが落ちていないか。
・看板や掲示物が曲がったり，こわれたりしていないか。
・ドアノブやドア，ガラスは汚れていないか。
　（夕方になったら，玄関周りの外灯をつけることも忘れずに）
※患者さんは，最初に目にする入り口や玄関の状態の良し悪しで，その歯科医院の印象を，ある程度決めてしまいます。入り口や玄関が汚いと，「治療も雑で不衛生では？」と感じてしまうものなので，念入りに点検しましょう。

待合室の点検のポイント

・薬品などの匂いを除くため，新鮮な空気を入れる（アロマを取り入れても）。
・患者さんを基準に考えて冷暖房の温度を調節する。

・スリッパは消毒をすませる。

・雑誌，本など，患者さんがじかに触れるものに汚れはないか。

・くずかごにゴミがたまっていないか（毎朝必ずカラにしておく）。

※患者さんが快適に過ごせるかどうかを中心に点検します。室温について
　は，勤務中もこまめに患者さんに声をかけ，適温かどうか確認しましょう。

🍃 トイレ・洗面所の点検のポイント ・・・・・・・・・・・・・・・・

・汚れがなく，清潔になっているか。

・トイレットペーパー，ティッシュペーパー，ハンドソープは不足していないか。

・鏡に汚れやくもりはないか。

🍃 受付の点検 ・・・・・・・・・・・・・・・・・・・・・・・・・・・

○患者さんへの印象を考えた点検のポイント

・受付カウンター，事務机の上やまわりは整理整頓されているか。

・時計やカレンダーの日付けは正しいか。

　※受付には患者さんの視線が集まるので，雑然としないよう常に注意を。

○仕事の効率を考えた点検・準備のポイント

・コンピュータのスイッチは入れたか。

・必要な書類の準備と，その内容の確認はできているか。

・その日予約している患者さんのカルテは用意してあるか。

・留守番電話やファクスにメッセージが届いていないか。

・患者さんからのメールを確認する。

🍃 朝の打ち合わせ ・・・・・・・・・・・・・・・・・・・・・・・

　朝の打ち合わせでは，その日の仕事に関する連絡，注意・指示などが伝えら
るので，必ずメモをとりましょう。

　また，足りなくなってきている薬品や用具のリストを作って薬品会社や歯科
材料店などへ発注したり，歯科技工所と連絡をとったりすることもあります。
外部の業者への連絡は，患者さんが来院してからだと忙しさにまぎれて忘れが
ちになるので，打ち合わせが終わったらすぐ行うようにします。

② 診療室の準備

> 院内の点検が終わったら，患者さんが来院するまでに診療室の準備を整えておきます。準備の手順は各歯科医院によって異なりますので，院長や先輩にしっかり確認しておきましょう。

🍃 診察室の準備のポイント

○**器械やユニットの清掃**：医療用除菌ペーパーなどでよく拭きます。チェア（診療用の椅子）に座った患者さんの視線を考え，ユニット（歯科診療に必要な器械・器具と診療用の椅子を統合した装置）の側面や裏側もきれいに。

○**点検した器具は所定の位置に**：すべての器具は，点検したあと決められた位置に戻し，指示があったらいつでもすぐ取り出せるようにしておきます。また，薬品棚を清掃して薬びんを棚に戻すときは，手前に使用中のもの，奥に予備のものを置き，ラベルが見えやすいように並べます。

○**消毒・滅菌**：使用済の歯科用ピンセット，デンタルミラーなどの小さな器具は，もれなく消毒・滅菌します。消毒したものと未消毒のものとが混ざらないよう，はっきり区別するように注意します。

🍃 準備の手順

①診療室を掃除する。

②コンプレッサーのスイッチを入れる。

③ユニットの清掃を行い，メインスイッチを入れる。

④薬品がそろっているかを点検し，足りなければ補充する。

⑤診療に使う材料やコットンロールなどを補充・交換する。

⑥診療に使う消毒液を作る。

⑦オートクレーブ（滅菌器）の水を充分に補給し，器具を消毒・滅菌する。

　消毒・滅菌については p.72，73 で説明しているので参考にしましょう。

⑧X 線自動現像機(X 線用コンピュータの場合もあります)のスイッチを入れる。

🍃 歯科用ユニットの名前と準備・点検のしかた ・・・・・・・・・

①**チェア（診療用の椅子）**：スイッチ，調節ボタンの作動点検。からぶき，消毒。椅子カバー，ヘッドカバーの汚れを点検し，必要があれば交換。

②**ライト**：からぶきし，アーム部分は薬液消毒。スイッチがきちんと作動するか点検したあと，ライトをチェアから離し，患者さんが座りやすいようにしておく。

③**バキューム（吸引管），エジェクター（排唾管）**：水や空気のもれがないか点検。使用後は水を吸わせ，患者さんごとにチップを交換。

④**スリーウェイシリンジ**：きちんと作動するか点検。注水，エアー，噴霧ごとに薬液消毒。

⑤**スピットン**：診療開始前，午前・午後の診療後ごとにブラシで清掃し，汚物は取り除く。

⑥**ブラケットテーブル（ワークテーブル）**：薬液消毒。診療中は患者さんごとに清掃。

⑦**ガスバーナー**：ガスの点火を確認し，ワックスなどの付着物をとり除く。

⑧**汚物入れ**：診療開始前，午前・午後の診療後ごとに汚物を取り除き清掃。

⑨**ハンドピース**：きちんと作動するか点検。診療中は患者さんが変わるごとに消毒・滅菌。

⑩**エアータービン**：きちんと作動するか点検し，洗浄オイルの臭いをとるためアルコールでふく。診療中は患者さんごとに消毒・滅菌。

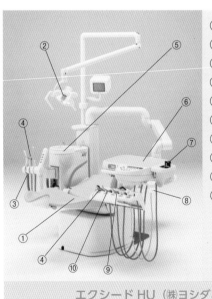

①チェア（診療椅子）
②ライト
③バキューム
④スリーウェイシリンジ
⑤スピットン
⑥ブラケットテーブル
⑦ガスバーナー
⑧汚物入れ
⑨ハンドピース
⑩エアータービン

エクシード HU （㈱ヨシダより写真提供）

3 受 付

院内の点検と診療室の準備が終わったら，いよいよ受付の開始です。その前に，ロッカールームで服装や髪の乱れなどをもう一度チェックし，患者さんに不快感を与えないよう身だしなみを整えておきましょう。

💬 さわやかな笑顔で患者さんを迎えよう

受付の対応の良し悪しは，歯科医院全体のイメージを大きく左右します。痛みや悩みをかかえてやってくる患者さんの気持ちを，少しでもやわらげるようさわやかな笑顔で患者さんに接しましょう。親しみやすさと節度のある態度で受付の仕事を行えば，患者さんは，「受付で○○さんの笑顔を見ると，ほっとするわ」「あの人なら，何でも相談できそうだな」と，感じてくれるはずです。

💬 初診の患者さんを受け付けるとき

初めて来院した患者さんには，保険証を預かったあと，診療申込書と問診表に記入してもらいます。診療申込書には，住所，氏名，生年月日，職業などを書き込みます。初診の患者さんは，慣れない場所で不安を感じています。やさしく容態を聞き，手続きの方法やシステムをわかりやすく説明しましょう。

ただし，あまりひどく痛がっているなら，長話は禁物です。問診表に必要なことがらを記入してもらったら，来院理由とともにすぐ担当歯科医師に報告し，少しでも早く診察を受けられるようにします。

💬 問診表を正しく書いてもらうために

問診表とは，患者さんの症状や，ほかにどんな病気があるかなどを詳しく知るために，患者さんに記入してもらう書類のことです。医院によっては，「予診表」「アンケート」などと呼んでいる場合もあります。

問診表には，かかりつけのお医者さんやふだん服用しているお薬についての記入事項もあり，どれも適正な診療をしていくうえで必要な情報です。患者さ

んにはそのことを説明し，お願いする気持ちで書いてもらいます。

　高齢者や子どもの患者さんの場合，一人で記入するのがむずかしいようなら，受付のスタッフが質問して，代わりに記入します。そのときは，相手を問いただすようなきつい口調や，事務的な冷たい口調にならないよう気をつけます。

　また，患者さんの話のなかに，診療を進めていくうえで役立ちそうな情報があれば，それも欄外に書いておきましょう。たとえば，「〇〇君のお父さん」などとひとこと書いておくだけで，歯科医師と患者さんとのコミュニケーションづくりのきっかけになることがあります。

🗨 予約の患者さんを受け付けるとき ・・・・・・・・・・・・・・・・・・・・・・・

　予約していた患者さんが来院したら，アポイントメント表（その日予約している患者さんのリスト）を確認し，来院したことを記入します。患者さんに対しては，「待合室でお待ちください」と言います。診療室の歯科医師には，その患者さんの来院を報告し，あらかじめ準備しておいたカルテをまわします。予約時刻になったら，患者さんを診療室へ誘導します。

　予約時刻を間違えた患者さんや，早く来すぎた患者さんについては，歯科医師に相談して指示をあおぎ，適切な処置をとりましょう。

🗨 待合室の患者さんにも気配りを ・・・・・・・・・・・・・・・・・・・・・・・・・

　受付のスタッフは，来院した患者さんや電話への応対，会計などで忙しいものですが，待合室にいる患者さんのことも忘れてはいけません。具合の悪くなった人はいないか，冷暖房の温度は適切か，などに気を配りましょう。

　また，前の患者さんの診療が長引いて，次の患者さんを待たせてしまった場合には，歯科医師の指示をあおぎ，「前の患者さんの治療が少々長引いておりますが，あと〇分ほどで治療に入れると思います。たいへん申し訳ございませんが，もうしばらくお待ちくださいませ」と，誠意をこめて話しましょう。

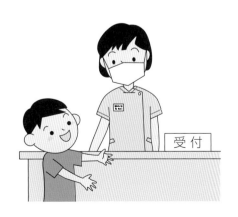

④ 患者さんの誘導と診療補助

> 診療室に患者さんを誘導するときには，患者さんに不安や不快感を与えないよう，礼儀正しい態度で行動しましょう。診療の補助は，ルールを守って的確に。きびきびした動作で，患者さんに安心感を与えましょう。

🗨 診療室に誘導するときには

○正しい誘導のしかたを覚えよう

患者さんを診療室に誘導するときは，必ず待合室まで行き，その患者さんの顔を見ながら，「○○様，お待たせいたしました。どうぞ診療室へお入りください」と言います。その後，診療室のドアを開けて診療室に誘導します。

○こんな誘導はタブー

待合室のドアの向こうから，「次の方，どうぞ」と声をかけても，患者さんには誰を呼んでいるのかわかりません。また，受付のなかから「○○さーん，どうぞー」と大声をはりあげたり，受付カウンターに身を乗り出して手招きするようなことも，たいへん失礼な行為です。絶対にしてはいけません。

🗨 チェア（診療椅子）にかけてもらうときには

診療室に入ったら，座ってもらうチェアのところまで行き，「こちらにおかけください」と案内します。高齢者や子どもの患者さんに対しては，チェアにきちんと座れるよう，手助けをしてあげましょう。

座ってもらったあとは，次のようなことをします。

・「失礼いたします」と言いながら，ひざかけをかけ，エプロンをつける。
・「おそれいりますが」と言ったうえで，めがねをはずしてもらったり，口紅をとってもらったりする。
・荷物をあずかるときは，できれば患者さんから見えるところに置く。どんなに清潔な診療室でも，床にはじかに置かない。
・歯科医師がすぐ来ない場合は，「そのままで少々お待ちください」と言う。

🍃 診療の補助 ・・・・・・・・・・・・・・・・・・・・・・・・・

　必要な器具をそろえ，コップに口をすすぐための水を満たし，カルテを決められた位置に置いたら，準備ができたことを歯科医師に連絡します。診療の補助をするときには，次のことに注意します。

○**立ち位置**：患者さんに対し，基本的にはアシスタントは3時の位置に立ちます（右図）。ライトをさえぎらないよう気をつけて。

○**器具の手渡し**：患者さんの口の前か頭のうしろなどで器具を手渡します。患者さんの顔の上では絶対に渡さないように。注射器など，患者さんの不安を誘うものは，患者さんの目にふれない位置で渡します。器具の手渡しは歯科医師が姿勢をくずさなくていいように配慮し，きびきびと行いましょう。

○**安全に注意**：注射針や歯の根（管）に差し込むリーマーなどは，患者さんはもちろん，自分にも刺してしまわないよう，充分に注意してください。

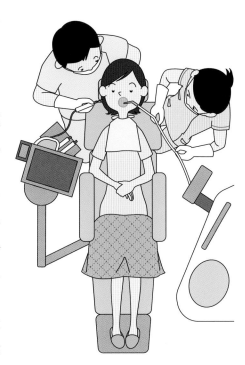

診療を補助するときの立ち位置

🍃 患者さんに不安を与えないために ・・・・・・・・・・・・・・・・

　治療の途中で，患者さんを少し待たせることがあります。待たせる理由は，薬が効くまで，セメントが固まるまで，出血が止まるまでなど，さまざまです。

　このとき，何も理由を聞かされないと，患者さんは診療椅子に座ったまま，治療が終わったのかどうかもわからず，とても不安に感じるものです。「セメントが固まるまで，5分ほどお待ちください」というように，待たせる理由とどのくらい待つのかを説明して，安心させてあげましょう。

　また，患者さんのようすを見ながら，気分は悪くないか，痛くないか，暑くないか，寒くないか，などについても聞いてあげると親切です。

1日の仕事の流れ

5 診療が終わったときと予約

診療が終わっても，歯科アシスタントの仕事はまだ終わっていません。患者さんのようすを見ながら待合室へ案内し，次回の予約を決めることも大事な仕事です。「患者さん第一」の姿勢を忘れないようにしましょう。

診療が終わったときには

①**患者さんにやさしい言葉をかける**：診療を終えた患者さんには，「おつかれさまでした」と，やさしい言葉をかけましょう。小さい子どもの場合には，「がんばったわね」といったほめ言葉も効果的です。

②**チェア（診療椅子）を起こす**：チェアを起こすと，患者さんは口をすすいだり，うがいをしたりするので，終わるまで待ちます。口をすすいでいる途中でエプロンをはずしたりすると，追い立てているような印象を与えてしまうので注意をしましょう。

③**口のまわりをきれいにする**：うがいなどが終わったら，手鏡やティッシュペーパーを患者さんに渡し，口のまわりをきれいにしてもらいます。

④**具合の悪いところはないか確認する**：チェアから患者さんがおりる前に，「どこか具合の悪いところはございませんか」と聞くと，がまんしていることも言いやすくなります。

⑤**安全にチェアからおりてもらう**：患者さんがチェアからおりるときは，「ゆっくりでけっこうです。足元にお気をつけてくださいね」と，やさしく声をかけましょう。患者さんから荷物をあずかっている場合には，チェアからおりたあとで，「おあずかりしたお荷物です」と言って荷物を渡します。

⑥**待合室へ案内する**：チェアから起き上がったとき，方向感覚が戻らず，待合室の場所がわからなくなる患者さんもいます。いっしょに歩き，待合室へ案内しましょう。

　高齢者や子どもの患者さんには，チェアからおりるときに手を貸し，待合室まで付き添って，椅子に腰かけるまで見届けるようにします。

🗨 次回の予約を決めるときには •••••••••••••••••••••••••

　患者さんが帰る前に，受付で次回の予約を決めておきます。それぞれの患者さんの都合に合わせて，診療時間が重ならないように予約をとることは，想像以上にむずかしいものです。次の点に注意し，患者さんの希望にできるだけ応じられるようにして，予約日を決めていきましょう。

○**患者さんの都合のいい曜日や時間帯を知っておく**：「A さんは，仕事の都合で金曜日の夕方が来院しやすい」「B ちゃんは，水曜日の午後以外は塾に通っているから来院できない」などと，患者さんが来院しやすい曜日や時間帯を，カルテや問診表にメモしておきましょう。そして，あなたのほうから，「金曜日の夕方がよろしいのでしたね」と問いかけをすれば，患者さんは「自分のことについてよく覚えていてくれる」と，うれしい気分になるはずです。

○**患者さんに無理をさせない**：「金曜日の夕方がよろしいのでしたね」と，あなたが問いかけたとき，患者さんが迷ったり，「いいですけど……」と，あやふやな答えをしたときは，キャンセルになる可能性があります。このようなときには無理をせず，別の診療日を患者さんとよく相談して決めましょう。

🗨 次回の診療内容を知っておく •••••••••••••••••••••••••

　次回はどのような診療を行うのか，どのぐらい時間がかかるのかを知っておき，そのことを患者さんに説明すれば，患者さんも予定を立てやすくなります。

　たとえば，「次の診療では歯を抜くので，診療には 1 時間は必要」という場合と，「詰め物をするので，30 分以内で終わる予定」という場合では，患者さんの都合のつけかたも違ってきます。なぜなら，患者さんは，「金曜日の午前中にしようと思ったけれど，その日は午後から大事な会議があるから，歯を抜いていくのはまずい。別の日に変えよう」といった具合に，自分の予定とのかねあいで予約日を考えているからです。

　患者さんに次回の診療内容や所要時間を伝えず，ただ機械的に「1 週間後に20 分」などと予約を決めていると，患者さんのその日の予定がだいなしになってしまうこともあるのです。

　患者さんの診療内容をしっかり理解し，歯科医師と相談しながら予約管理をしていくよう心がけましょう。

6 薬の受け渡しと会計

次回の予約が決まったら，患者さんに必要な薬を渡し，会計をします。どちらの仕事も，間違いがあってはならないものです。最後まで気を抜かず，患者さんに気分よく帰っていただくように努めましょう。

💬 薬の用意は間違いのないように

薬は，患者さんによって飲む種類や量が違います。また，一人の患者さんに数種類の薬を渡すこともあります。歯科医師の指示をしっかり聞き，間違いのないように用意しましょう。歯科医師の指示と違う薬を飲めば，命が危険になることもあるのです。いいかげんに指示を聞いて違う薬を出したり，忙しさのために違う患者さんの薬を渡したりするようなことは，絶対にあってはなりません。

💬 薬の名前や役割を学ぼう

歯科医院であつかう薬は，抗生物質（化膿止め），消炎剤（炎症をおさえる薬），鎮痛剤（痛み止め），軟膏（ぬり薬），うがい薬などがあります。こうした薬の名前や役割，効きめを覚えることも歯科アシスタントの重要な仕事です。処方箋を発行し薬局から薬を出してもらう場合でも，薬の説明は必要です。

💬 患者さんに薬の説明をするときには

○種類と飲み方を説明する：薬の種類や飲み方は，話を1回聞いただけではなかなか理解できないものです。患者さんに薬を渡すときは，話して説明するだけでなく，薬の形・色・飲み方を袋に書いたり，薬ごとに簡単な説明書を用意して渡すようにすると安心です。高齢の患者さんや，子どもの患者さんには，特にこうした心づかいが欠かせません。

○飲むときの注意点を伝える：薬を飲むときには，「決められた時間を守って飲まないと効果がない」「痛みがあるときだけ飲む」「おなかがすいているときは飲まない」「飲むと眠くなるので車の運転をしてはいけない」など，注意

すべきことがあります。薬を渡すときには，こうしたことも必ず説明します。

○**副作用が出たときの対処法を教える**：薬が体に合わないと，飲んだあとに気分が悪くなったり，体がかゆくなったりすることがあります。これを副作用と言います。こうした異常が見られたら，薬を飲むのをやめ，すぐに歯科医院まで電話をするよう，患者さんに忘れずに伝えておきます。

○**処方箋を渡す**：最近は処方箋を発行して，お薬を薬局で受け取ってもらう歯科医院も増えています。その場合は，処方箋を会計後に患者さんに手渡しします。薬局は患者さんの近所にある薬局を何カ所か案内するか，患者さんのかかりつけの薬局に行くように案内しましょう。

💬 会計のときに気をつけること ·····································

○**金額の計算は必ず2度行う**：患者さんに対して，その日かかった診療費の額を告げるときには，必ず2度計算して確認してからにします。ちょっとした計算間違いで，患者さんの気分を害してしまうこともあるのです。

○**お金は患者さんの目の前でかぞえる**：患者さんからあずかったお金やおつりは，患者さんの目の前で，はっきりと声に出してかぞえます。特にお札は1枚1枚数えながらトレーに置いていきます。渡したおつりと領収書は，その場で患者さんに確かめてもらうようにします。

○**患者さんのお金が足りないときには**：「えっ，足りないんですか」などと言うと，患者さんのプライドを傷つけてしまいます。「この次にいらっしゃるときお持ちくだされば結構です」と，こころよく伝えましょう。

　子どもの患者さんには，お金がいくら足りないかのメモを領収書といっしょに渡し，「おうちの方に必ず見せてね」と言います。念のため，家にも電話連絡しておくといいでしょう。診療費を受け取っていないことは，その患者さんのカルテと専用のノートに記録して，次回必ず受け取るようにします。受付が別のスタッフになってもわかるよう，目立つ印などをつけておきましょう。

○**次回の診療費が高額になるときには**：当日になって，いきなり高額の診療費を請求すると，患者さんは驚き，お金が足りなければ「恥をかかされた」と感じてしまいます。次回の診療費が高額になるとわかっているときは，その金額と，なぜ高くなるのかを，あらかじめ伝えておくようにしましょう。

7 終業時のあとかたづけと明日の準備

最後の患者さんを送り出したあとは，1日のしめくくりとして院内のあとかたづけを行い，明日の診療がしやすいように準備をしておきます。それが終わって初めて，1日の仕事がすべて終わることになるのです。

終業時のあとかたづけは手分けして効率よく

院内の掃除やあとかたづけは，効率よく手分けすれば早く終わるもの。疲れていても，めんどうくさそうなそぶりを見せずに，きびきびと行いましょう。

診療室のあとかたづけ

- 汚れたタオル，チェアのカバーなどをはずし，必要があれば洗っておく。
- 汚物入れ，スピットンを清掃する。
- 使用済の器具を洗浄し，未消毒の器具を消毒，滅菌する。
- 機械類を清掃し，必要ならば注油する。
- 残った消毒液を捨てる。
- ユニットのメインスイッチを切る。
- X線撮影関連機器の電源を切る。

待合室・その他の場所のあとかたづけ

- BGMや冷暖房のスイッチを切る。
- 待合室の本や雑誌を整頓する。
- スリッパを整頓し，ひどい汚れは落としておく。
- 各室のくずかごの中のゴミを捨てる。
- トイレや洗面所，洗口コーナーの水はねをふき，水道の栓をかたくしめる。
- 各室の窓をしめ，かぎをかけ，カーテンやブラインドをおろす。
- 患者さんの忘れ物や落とし物がないか確認する。

受付のあとかたづけ・・・・・・・・・・・・・・・・・・・・・・・・・・・・・・・・・・

　受付には，患者さんのカルテやお金など，大事なものがたくさんあるので，なくしたりしないよう，充分に注意しながらかたづけます。

- ・カルテや書類を整理し，決められた場所にきちんと保管する。
- ・来院者名簿や翌日の予約患者リストを整理し，決められた場所に保管する。
- ・領収書，送金伝票，送品伝票などを整理し，決められた場所に保管する。
- ・レジにあるお金を計算し，金銭出納帳（お金の出し入れを記録するノート）に記入されているものと合っているか確認する。どうしても計算が合わない場合は，必ずその日のうちに院長に報告し，指示をあおぐ。
- ・コンピュータの電源を切る。
- ・留守番電話に切り替える。

明日の準備・・・

- ・翌日来院予定の患者さんのカルテがそろっているか確認する。
- ・予約リストを見て，診療に必要な技工物（詰め物）などを用意しておく。
- ・次の日の朝，患者さんや外部の業者などに連絡すべきことがらを整理し，急ぐものから順に，①，②，③……と番号をつけメモに書きとめておく。
- ・やり残した仕事があれば，わかるようにしておく。

スタッフとの報告・連絡・相談・確認・・・・・・・・・・・・・・・・・・・・・・・・

　あとかたづけが終わったら，その日のお金の計算結果，翌日のスケジュール，技工物の製作状況などを院長に報告し，連絡事項も忘れずに伝えます。自分では判断できないことがあれば，院長や先輩に相談して指示をあおぎます。

最後に確認すべきこと・・・・・・・・・・・・・・・・・・・・・・・・・・・・・・・・・

　終業後の点検で，最後にもう一度，次のことを確認しましょう。

- ・**火の元の確認**：診療室の機械類や冷暖房のスイッチはすべて切ってあるか，ガスの元栓はしまっているか。
- ・**戸じまりの確認**：各室の窓，玄関，スタッフの通用口のかぎはかかっているか，シャッターはおりているか。

■朝の院内点検チェックリスト──────────

　毎朝，点検したものから左側の□に✓をつけていきます。右下の枠内には日付を記入し，点検した人のハンコを押すかサインを書き込みます。1から順に点検していけば，見逃しをふせげます。チェックリストは専用のファイルに保管しておくといいでしょう。

朝のチェックリスト

- □ 1　入り口や玄関ドアなどに汚れはないか
- □ 2　玄関マットは曲がっていないか，汚れはないか
- □ 3　雨の日は傘立てが出ているか
- □ 4　スリッパがきちんと整理されているか，消毒されているか，汚れはないか
- □ 5　待合室や診療室のブラインドはきちんと調節されているか
- □ 6　冷暖房の調節はすんでいるか，室内の臭いは大丈夫か
- □ 7　窓ガラスが汚れていないか
- □ 8　床にごみなどが落ちていないか
- □ 9　椅子やテーブルがきちんとなっているか，汚れはないか
- □ 10　忘れ物が残っていないか
- □ 11　ポスターがはがれたり，破れたりしていないか
- □ 12　待合室の本や雑誌がきちんと整理されているか
- □ 13　子どものおもちゃや絵本などがちらかっていないか
- □ 14　ポスターや，本，雑誌が古いものはとりかえたか
- □ 15　観葉植物への水やり，手入れはすんだか
- □ 16　花びんの水はとりかえたか
- □ 17　トイレの掃除は終わったか
- □ 18　トイレットペーパーなどの補充はしてあるか
- □ 19　洗面所の清掃と備品の点検は終わったか
- □ 20　歯ブラシなど販売用品の整理と補充はしてあるか

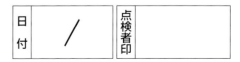

日付	／	点検者印	

第 4 章

患者さんとの応対例

① 患者さんの立場に立って

> この章では，患者さんとの会話例を具体的にあげながら，正しい応対のしかたを説明します。例としてあげる会話は基本的なものなので，状況によって変化させましょう。まず，応対の心構えについて説明します。

💬「患者さんの立場に立つ」とはどういうことか ・・・・・・・・・・

　患者さんと応対するときは，「どうすれば気分よく感じてもらえるか」を，患者さんの立場に立って考えるようにします。

　たとえば，あなたが病院にかかるとき，受付の人がカウンターにほおづえをついたまま，「呼ばれるまで，そこで待っていてください」と，あごで待合室のほうを示したとしたら，あなたはどう感じるでしょうか。きっと，「なんて不親切な病院なの！」と不愉快になるでしょう。子どもの患者さんなら，心細くて泣きたい気持ちになるかもしれません。

　このように，「自分がされること」として考えれば，患者さんへの親切な応対が，いかに大切かがわかります。患者さんの立場に立つということは，「自分が患者だったら，どんな応対をされたいか」を考えることなのです。

💬 応対の5つの心構え ・・・・・・・・・・・・・・・・・・・・

①明るく・親切に・ていねいに・誠意をもって

　患者さんに応対するときは，「自分が歯科医院を代表して接しているのだ」ということを，よく自覚しておくべきです。明るく，親切に，ていねいに，しかも誠意をもって患者さんに接していくようにしましょう。

②どんな患者さんにも，わけへだてなく

　どんな患者さんに対しても，わけへだてなく公平に接し，すべての人に好感と満足感を与えるように心がけましょう。患者さんのなかには，多少わがままな人もいますが，ムッとしたり，「わがままだから親切にする必要などない」などと思ったりせず，誠意をもって話を聞くようにします。相

手は，話を聞いてもらっただけで満足する場合もあるのです。

③患者さんの身になって

「この忙しいときに，手間のかかる患者さんね」「もう帰る時間なのに」などと自分本位にものごとを考えると，患者さんに対する理解がなくなり，応対がおろそかになります。常に患者さんの身になってものごとを考えましょう。

④何でも話せる雰囲気づくりを

歯科医師の前では緊張して言いたいことを言えないが，歯科アシスタントには言える，という患者さんもいます。そうした気持ちをくみ，何でも話せる雰囲気をつくるのも歯科アシスタントの役目です。歯科医師と患者さんのあいだに立って，両者のつながりを深める存在だということを自覚しましょう。

⑤仕事の内容は充分に理解して

歯科医院の仕事全般について，充分な知識を持つようにしましょう。患者さんに質問されたとき，何も答えられないようでは，よい応対はできません。

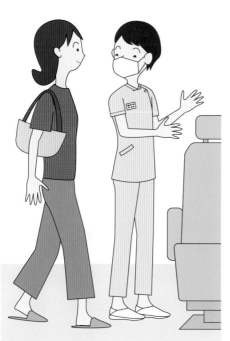

◆**患者さんとの応対　よい例**：患者さんの目線に合わせ，笑顔で，ゆっくりと，やさしい口調で話しかけます。

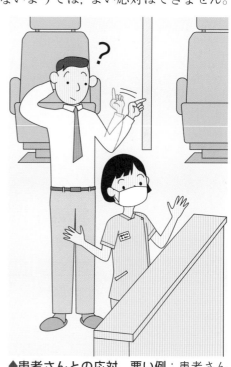

◆**患者さんとの応対　悪い例**：患者さんに背中を向けたり，そっぽを向いたまま話すのは，非常に失礼です。

2 受付での応対

ここからは，主に患者さんとの会話を例にあげて説明していきます。左側が正しい会話の例，右側が解説です。受付での応対は，初診と再診（2度目以降），大人と子どもの患者さんによって，それぞれ異なります。

💬 初診の患者さんを受け付けるとき ・・・・・・・・・・・・・

○初診の患者さんの多くは，急な痛みをかかえて慣れない場所にやってきます。やさしい言葉と態度で接し，少しでも不安をやわらげてあげましょう。

❏「おはようございます。いかがなさいましたか」
　「右の奥歯が，すごく痛むんです」

　初診の患者さんへの挨拶の決まり文句として覚えておきましょう。

❏「いつごろから，どのようにお痛みでしょうか」
　「夕べからずっと，ズキズキしています」

　いつから，どのように痛むのかを確認します。

❏「それはお困りですね」
　「すぐに診てもらえますか」

　あいづちをうつと，患者さんの緊張感がほぐれます。

❏「ただいま，歯科医師に確認いたします。その前に，保険証をお持ちでしたら，おあずかりいたします」

❏「鈴木恭子様でいらっしゃいますね。おそれいりますがこちらの診療申込書にお名前，生年月日，ご住所，電話番号，メールアドレスをご記入くださいませ」

　保険証に書かれている名前を確認する意味で，最初はフルネームで呼びかけます。名前の読み方も確認します。

❏「こちらは問診表です。治療をさせていただくうえで必要なことですので，ご記入をお願いいたします」
　「めがねを忘れたので，代わりに書いてくれる？」

　診療申込書や問診表への記入は「していただく」という姿勢で。

❏「はい，かしこまりました。今までに，大きな病気をされたことがございますか？　はい，特にございませんね。今，お飲みになっているお薬がございましたら，詳しくお聞かせくださいませ。はい，○○○○という高血圧のお薬を，毎日2回，お飲みになっていらっしゃるのですね」

　患者さんに問診表の記入を頼まれたら，こころよく引き受けます。質問はゆっくりと，患者さんの答えは必ず復唱して記入ミスをふせぎます。

❏「ほかに，お体に何か異常がございましたら，お聞かせください」

❏「どうもありがとうございました。では，こちらで少々お待ちくださいませ」

問診表の質問以外に，特に変わったところはないかを確認する意味で聞きます。

🍃 再診の患者さんを受け付けるとき ・・・・・・・・・・・・・・・・・・・・・

○何度か通院している患者さんには，節度あるなかにも親しみをこめた態度で接し，コミュニケーションをより深めるようにしましょう。

❏「こんばんは，森様。あたたかくなりましたね」
「仕事が長引いて，間に合わないかと思ったよ」

季節の挨拶で，患者さんの気分をなごませましょう。

❏「いつも遠いところを，お疲れ様でございます」
「今日は予約どおりの時間に始まるかな」

患者さんをねぎらう言葉も忘れずに。

❏「はい。先日は，前の患者さんの治療が長引き，ご迷惑をおかけしてたいへん申し訳ございませんでした。本日は，お約束どおりに診療を始めさせていただきます。待合室でお待ちくださいませ」

前回，患者さんを待たせてしまった場合には，このように改めておわびをしておくといいでしょう。

🍃 子どもの患者さんを受け付けるとき ・・・・・・・・・・・・・・・・・・・・・

○子どもの患者さんは歯科医院を恐れがちなので，「みんなあなたの味方。怖がらなくても大丈夫」という気持ちで，特にやさしく接するようにします。

❏「こんにちは，健太君。一人でよく来られたわね。おりこうさんね」

子どもの患者さんには，特にやさしく挨拶しましょう。

❏「この前は，とても痛がっていたけれど，今はどうかな？　よくなったかな？」
「もう，痛くないよ」

治療中の歯の具合がどうか，新たに痛くなったところはないかを，わかりやすい言葉で質問しましょう。

❏「ほかに，どこか痛いところはないかしら」
「うん。どこも痛くない」

❏「わあ，それはよかったわね。先生も私も心配していたのよ。順番がきたら，すぐに迎えに行きますから，待合室でご本を読んで待っていてね」

子どもは歯科医院を恐れることもあるので，さりげなく「あなたの味方ですよ」と伝える工夫も必要です。

患者さんとの応対例

3 診療室での応対

診療室に入った患者さんは,「どんな治療をするのだろう」「痛いかしら」と考えて緊張したり, 慣れない場所にとまどったりするものです。こまめに声をかけ, 不安をとりのぞいてあげるよう努めましょう。

🍃 患者さんがチェア（診療椅子）に座るまで ・・・・・・・・・・・

○診療の順番がきたら待合室まで出て, 患者さんの顔を確認しながら名前を呼びます。診療室に入ったら, エプロンのかけかたひとつでもていねいに, やさしい言葉で患者さんの緊張をほぐすようにします。

❏「鈴木恭子様, お待たせいたしました。診療室にご案内いたします」

「はい」

❏「こちらにおかけください。お荷物は, こちらでおあずかりいたしましょうか」

「お願いします」

❏「はい, かしこまりました。失礼いたします, ひざかけをおかけいたします」

「ありがとう。なんだか, 緊張するわ」

❏「大丈夫ですよ。何もご心配はいりませんから」

❏「失礼いたします, エプロンをおかけいたします」

❏「椅子を動かしますね。今すぐ歯科医師が参りますので, 少しこのままでお待ちくださいませ」

> 患者さんを間違えないよう, フルネームで呼びかけましょう。笑顔で, 会釈をしながらが基本。

> 必ずチェアのそばまで付き添います。荷物をあずかるときは両手で受け取りましょう。

> 不安がる患者さんには, やさしい言葉をかけて安心させましょう。ひざかけやエプロンをかける, チェアを動かすなどの動作は, 患者さんに声をかけながら。

🍃 診療中に患者さんを待たせるときには ・・・・・・・・・・・

○診療中に, しばらく患者さんに待ってもらうときには, その理由を簡潔に, わかりやすく話します。治療が終わったのか, このまま待てばいいのか, 患者さんが迷ってしまうようなことがないよう, 注意しましょう。

❑「鈴木様，お薬が効くまで，このまま少々お待ちく
　ださい」
　「はい」
❑「ご気分は，いかがでしょうか」
　「大丈夫です」
❑「お寒くございませんか。何か不都合がございまし
　たら，いつでもお声をおかけください」

待たせる理由と時間を説明して
安心させます。待ち時間がわかる
なら「○分ほどお待ちください」
と言ってもいいでしょう。

言葉で具合を確認するだけでな
く，患者さんの様子に常に注意を
はらいましょう。

🍃 診療が終わったときには ••••••••••••••••••••••

○診療が終わった患者さんには，必ずねぎらいの言葉をかけます。患者さんの
　具合が悪くないか確認し，迷わず待合室まで行けるようにします。

❑「鈴木様，お疲れ様でした。本日の治療は終わりま
　した。椅子を起こしますので，ご注意ください」
❑「よろしければお口をすすいでくださいね」
❑「エプロンをおはずしいたします。具合の悪いとこ
　ろは，ございませんか」
　「大丈夫です」
❑「椅子からおりられるときは，足元にお気をつけて
　くださいね。ゆっくりでけっこうです」
　「ありがとう」
❑「では，待合室までご案内いたします。こちらは，
　おあずかりしたお荷物です。お確かめください」

「お疲れ様でした」は，患者さん
をねぎらう決まり文句。チェアを
起こしたりエプロンをはずした
りするときも，そのつど声をかけ
るようにします。

患者さんの動作が遅くても，せか
してはいけません。チェアからお
りるときには，足元に注意をうな
がす言葉も忘れずに。
あずかっていた荷物は両手で返
し，忘れ物がないか確かめてもら
います。

診療室では次の点にも注意を

○ドアを乱暴にしめない。
○バタバタと歩きまわらない。
○スタッフ同士で私語をしない。
○ほかの患者さんの噂話をしない。

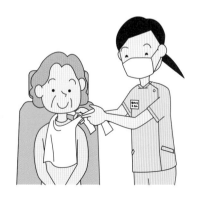

4 治療後の応対

予約日の決定，薬の受け渡し，会計などの仕事は，油断をすると事務的な応対になりがち。患者さんの身になって親切・ていねいに応対し，見送るまで気を抜かないように注意しましょう。

次の診療日を予約するとき

○次回の予約は，患者さんの希望に沿うよう，よく相談して決めましょう。

❏「鈴木様，この次の診療日は，いつがご都合よろしいでしょうか。次回は詰め物をするので，30分ほどで終わると思います」

「木曜日の午後は，あいているかしら」

次回の治療内容と所要時間を告げると，患者さんは予定が立てやすくなります。

❏「たいへん申し訳ございません。あいにく，木曜日の午後は予約が混み合っております。金曜日の午前中でしたら，いつでもご予約いただけますが」

「金曜日は午後から出かける予定なんです。その前に治療しても大丈夫かしら」

患者さんの希望に沿えないときはおわびをし，予約が簡単にとれそうな別の日を勧めてみます。

❏「歯科医師に確認いたしますので，少々お待ちください。……お待たせいたしました。治療後，1時間ほどご様子をみられて，具合の悪いところがないようでしたら，外出なさってけっこうです」

「そう。それなら金曜日の10時にお願いします」

自分で判断できないことは，すぐに歯科医師に相談し，その結果を患者さんに簡潔に伝えます。

❏「かしこまりました。来週の金曜日，○月○日の午前10時に，確かにご予約を承りました」

「都合が悪くなったら，どうすればいいの？」

予約日が決まったら必ず復唱します。診察券に予約日を記入し，患者さんに見やすい方向にして確認してもらい，診察券を渡します。

❏「そのときには，できるだけ早くお電話をいただけますでしょうか。ご相談のうえ，改めて診療日を決めさせていただきます」

急なキャンセルをふせぐため，早めの連絡をお願いしましょう。

🍃 薬を渡すとき ●●●●●●●●●●●●●●●●●●●●●●●●●●

○薬の飲み間違えなどがないよう，次の例のように細かく説明します。

❑「山本様，お薬をお渡しいたします。この粉薬は化膿止めです。1日3回，食後30分以内に1袋ずつお飲みください。○日分お出ししますので，合計○袋になります。このお薬は○日分必ず飲み切ってください。白い錠剤は痛み止めですので，ズキズキしてきましたら1回1錠お飲みください。○回分お出しします。こちらは痛んだ時だけで結構です。痛み止めは飲むと眠くなりますので，服用後にお車を運転なさらないよう，ご注意ください。お薬を飲んで気分が悪くなるようなことがございましたら，服用をやめて，すぐにご連絡くださいませ」

必ず薬を袋から出し，それぞれの薬の役割，正しい飲み方，飲むときの注意点などを，専門用語を使わずに，わかりやすく説明します。副作用が出たときの対処法も忘れずに伝えます。

🍃 会計をしてから患者さんを見送るまで ●●●●●●●●

❑「鈴木様，お待たせいたしました。本日の治療費は2,500円でございます」
「1万円札しかないんですが……」
❑「はい，かしこまりました。1万円おあずかりいたしましたので，7,500円のおつりでございます。」
「お世話さまでした」
❑「それでは来週の金曜日，○月○日の午前10時にお待ちしております。何かございましたら，いつでもご連絡ください。お大事になさいませ」

1万円札を出されても，こころよく応じます。あずかったお金は，はっきり声に出して数えましょう。おつりのお札は1枚1枚数えながらトレーに置くと患者さんも安心するし，確認にもなります。患者さんに確認する意味で，次の予約日をもう一度告げます。送り出すときは，「お大事にどうぞ」「お気をつけてお帰りください」などの挨拶を。

患者さんにリコール（p.5 参照）の説明をするとき

「○○様，本日で治療はすべて終わりました。お疲れ様でございました。治療後のご様子や状態などを拝見するため，これから6カ月ごとに改めて検査をさせていただきます。この次の検査は○月○日ごろになる予定です。その時期になりましたらハガキ（電話，メール）でご案内いたしますので，どうぞおいでください」

患者さんとの応対例

4／治療後の応対　49

⑤ 子どもや高齢の患者さんには

患者さんへの応対は「相手への思いやり」が基本。泣き叫ぶ子どもの患者さんには，やさしい言葉ではげましを。高齢の患者さんや体の不自由な患者さんには，相手のペースに合わせて，ゆっくり応対しましょう。

🍃 子どもの患者さんが泣き叫ぶときには

○子どもの患者さんは，治療を恐れるあまり，何もしないうちから大声で泣き叫ぶことがあります。そんなとき，みんなで取り囲んだりしたら，よけい怖がるだけで逆効果。いつも顔を合わせるスタッフが，姿勢を低くして目線の高さを子どもに合わせ，一対一ではげましの言葉をかけると子どもは安心します。

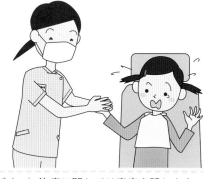

また，「注射」「抜く」といった言葉を使わないようにする，治療器具がなるべく目にふれないようにするなどにも注意しましょう。

❑「アキちゃん。10分ぐらいで終わるから，がんばってみようね」

「いやだー，怖いよー」

❑「ほら，手を握ってあげる。アキちゃんも，ギュッと握ってみて」

「痛いよー，痛いよー」

❑「もう少しで終わるから，がまんして，早く治してしまおうね。今のうちに治しておかないと，虫歯さんがもっとあばれちゃうよ」

❑「はい，よくがんばりました。アキちゃん，えらかったねー。おりこうだったね」

治療に関しては真実を話します。「ぜんぜん痛くない」「1分で終わる」など，子どもをだますようなことを言わないように。

肩や頭にやさしくふれたり，手を握ったりすると恐怖心がやわらぎます。

治療がすんだら，泣いた子でも必ずほめてあげましょう。

💬 高齢の患者さんへの配慮 ・・・・・・・・・・・・・・・・・・・・・・

○高齢の患者さんのなかには，動作がゆっくりだったり，耳が遠かったり，め
がねをかけていても小さい文字が読みにくかったりする人もいます。状況に
応じて思いやりのある態度と言葉で接しましょう。

❏「山田様，こちらは診療申込書と問診表です。よろ
しければ，私がうかがって記入いたしましょう
か」

❏「チェアにおかけください。あわてなくて大丈夫で
すから，足元にお気をつけてくださいね」

❏「山田様，本日の治療は終わりました。お疲れのよ
うでしたら，待合室で少しお休みください。具合
の悪いところがありましたら，遠慮なくお声をか
けてください」

❏「雨が降ってきたようです。傘はお持ちですか？
足元にお気をつけてお帰りくださいね。お大事に
なさいませ」

診療申込書や問診表への記入が
むずかしそうなら，自分から代筆
を申し出ます。耳の遠い人には少
し大きな声で話しかけます。
せかさず，足元に注意をうなが
し，必要なら体を支えます。

治療後の体の具合や，帰る際の足
元への注意を忘れずに。

急な雨の時に傘を持っていない
患者さんには，歯科医院の傘を貸
すようにします。

💬 体の不自由な患者さんには ・・・・・・・・・・・・・・・・・・・・・

○あまり特別扱いせず，ほかの患者さんと同じように接するのが基本です。な
かには，特別扱いされるのをいやがる人もいます。あくまでも相手の気持ち
を尊重しましょう。機能的な障害がある人は動作がゆっくりしているので，
相手のペースに合わせ，必要があれば，ためらわずに手を貸します。

❏「高橋様，遠いところをお疲れ様でございます。診
療室まで，ごいっしょさせていただきます」

❏「チェアに座りましょう。少し高くなっていますの
で，お手伝いさせてください。……お座りになっ
てみて，いかがですか。どこか具合の悪いところ
がございましたら，教えていただけますか」

❏「高橋様，本日の治療は終わりました。本当にお疲
れ様でございました。あと3回ほどで治せる予定
です。どうぞお気をつけてお帰りくださいませ」

歩く速さは相手に合わせ，必要な
ら手を添えます。

介助は「お手伝いさせていただ
く」という姿勢で。チェアに座っ
たら，無理な姿勢になっていない
かどうか確認します。

ねぎらいの言葉は多めに。

6 電話応対の基本

電話応対の良し悪しは，歯科医院の第一印象を大きく左右するもの。いくつかの歯科医院に電話をし，感じがよかったところを選ぶ患者さんもいるほどです。ここではまず，電話応対の基本について学びましょう。

電話に関する7つのエチケット

①**電話機はいつもきれいに**：手あかのついた受話器，汚れたりからまったりしているコードは，使う人を不快な気分にさせてしまいます。

②**電話機は大切に扱う**：乱暴な扱いは周囲にいる人を不愉快にし，故障の原因にもなります。

③**メモ帳とペンを常にそばに置く**：電話の内容をすぐ書きとめられるよう，メモ帳とペンはいつでも電話機のそばに置くようにしましょう。

④**電話がかかってきたら，すぐに出る**：何度鳴らしても出ないのでは，相手に対して失礼です。忙しい時でも3コールまでには出るようにします。

⑤**声のトーンは明るくさわやかに**：低い声は暗い印象を与えます。電話では，声のトーンを普段より少し上げ，明るくさわやかな印象を与えるようにしましょう。声はある程度大きく，語尾まではっきりと話します。相手に話が正確に伝わるよう，早口は避けましょう。

⑥**どんなときでも礼儀正しく**：言葉づかいはていねいに。たとえ相手が無作法でも，こちらはあくまでも礼儀正しく，にこやかに。

⑦**相手の都合を考える**：用件は簡潔・明瞭に伝えます。要領を得ない長話は相手をイライラさせるだけです。また，電話をかけるときは相手に迷惑にならない時間帯を選びましょう。

電話に関する5つのタブー

①**なれなれしい返事**：相手の話には必ず「はい」と答えます。友人に対するような「うん」「ふーん」は完全なマナー違反。また，何も返事をしないと，

相手は自分の話が通じているのかわからず，とても不安になるものです。

②**ぞんざいな態度**：「申し訳ございません」などと口では言いながら，椅子にふんぞりかえっているようではいけません。言葉がていねいでも態度がぞんざいだと，その雰囲気は必ず伝わってしまいます。おたがいの顔が見えないからこそ，顔を合わせて話をするとき以上の細かい配慮が必要です。

③**まわりの私語が聞こえる**：まわりがうるさいときは，手で送話口を囲むようにして話します。電話の周囲でスタッフが話をしているときは，「おそれいります。少々お待ちください」と相手に言ってから送話口をおさえ，「電話中なので，静かにお願いします」と周囲の人に言いましょう。私語や高笑いがつつぬけでは，歯科医院のイメージはガタ落ちです。

④**話が終わったとたんに切る**：用件がすんだとたん，「失礼いたします」とも言わずに，ガチャンと電話を切ってはいけません。相手が電話を切ったのを確認してから，こちらの受話器を置くのがマナーです。

⑤**職場での私用電話**：家族や友人から職場にかかってきた電話は，手短かに切り上げます。話が長引きそうなときは，休み時間に外に出て，改めてかけなおすのが職場のマナーです。勤務中に，トイレやロッカールームにかくれて友人と携帯電話やメールなど，絶対にしてはいけません。

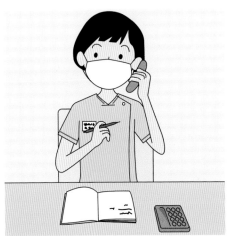

◆**患者さんへの電話の応対　よい例**
明るく，礼儀正しく，親切な応対が社会人の基本
「○○歯科医院でございます。いかがなさいましたか」「はい，かしこまりました」

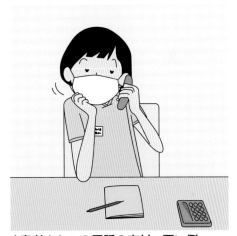

◆**患者さんへの電話の応対　悪い例**
なれなれしい言葉，緊張感のない応対はタブー
「はーい，○○歯科で〜す。はー？　なんですか〜？」「うん，うん，わかりました〜」

7 電話の受け方と取り次ぎ方

> 歯科医院には，患者さんのほかに，院長の知り合いや取引先，セールスマンなど，多くの人から電話がかかってきます。どのような相手にも的確に応対し，感じのよい印象を与えるように努めましょう。

🦷 患者さんからの電話の受け方──予約変更申し込みの電話の例 ‥‥‥

○患者さんからの電話は，診療の申し込みや予約の変更，治療の問い合わせなど，さまざまです。適切な応対で医院の信用を高めるようにしましょう。

❑「はい。○○歯科医院でございます」
　「予約の変更をしたいんですが」

電話に出るのが遅れたら，「お待たせいたしました。○○歯科医院でございます」と言います。

❑「おそれいります，どちら様でございますか」
　「野口です」

❑「申し訳ございません，お電話が遠いようでございます。おそれいりますが，もう一度お名前をお願いできますでしょうか」
　「野口です。水曜日の午後3時に予約した者です」

相手の言葉が聞き取りにくいときの決まり文句です。「声が小さくて聞こえません」などと言うのは相手に失礼です。

❑「はい。4丁目の野口治夫様ですね」
　「そうです。予約を5時に変更したいんですが」

同姓の患者さんを区別するため，必ずフルネームで，めやすになる住所なども言い添えて確認を。

❑「はい。○月○日，水曜日の午後3時のご予約を，午後5時に変更なさりたいのですね。ただいま予約表を確認いたしますので，少々お待ちくださいませ」

話の内容は必ず復唱します。

❑「野口様，お待たせいたしました。この日はご希望のお時間で大丈夫でございます」
　「よかった。では5時にうかがいます」

長く待たせてしまいそうなときは，改めてこちらから電話することを告げ，いったん電話を切ったほうがいいこともあります。

❑「かしこまりました。○月○日，水曜日の午後5時にお待ちしております。お大事になさってくださいませ」

🗨 電話の取り次ぎ方——院長への電話の例 ··········

○院長あてにはセールスなどの電話も多く，診療
中に取り次いでも手間をかけさせるだけのこと
もあります。相手の社名や名前のほか，場合に
よってはどのような用件かも聞き，取り次いで
いいかどうか判断すべきです。右のような連絡
メモを作り，「誰から誰へ，いつ，どんな用件で
電話があり，誰がどのように応対したか」がわ
かるようにしておくと間違いがありません。

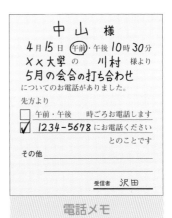

中　山　様
4月15日 ⓐ前・午後 10時30分
××大学の　川村　様より
5月の会合の打ち合わせ
についてのお電話がありました。
先方より
☐ 午前・午後　　時ごろお電話します
☑ 1234-5678 にお電話ください
　　　　　　　　とのことです
その他＿＿＿＿＿＿＿＿＿＿＿
　　＿＿＿＿＿＿＿＿＿＿＿
　　　　　　受信者　沢田

電話メモ

☐「おはようございます。○○歯科医院でございます」
　「××大学の川村と申しますが，院長の中山先生は
　　いらっしゃいますでしょうか」
☐「××大学の川村様でいらっしゃいますね。いつも
　　お世話になっております」

挨拶の決まり文句として覚えま
しょう。

➡ 院長に取り次ぐ場合

☐「ただいまおつなぎいたします。少々お待ちくださ
　　いませ
☐「中山先生，××大学の川村様からお電話です」

電話を保留にするか，送話口をお
さえて取り次ぎます。

➡ 院長が診療中で電話に出られない場合

☐「申し訳ございません。ただいま診療中でして，20
　　分ほどいたしましたら，こちらからお電話をさし
　　あげたいと申しております。いかがでしょうか」
　「では，そう願います」
☐「かしこまりました。念のため，お電話番号をお聞
　　かせいただけますか。…… はい，1234−
　　5678，××大学の川村様でいらっしゃいますね。
　　のちほどお電話するよう，必ず申し伝えます」
　「よろしくお願いします」
☐「かしこまりました。失礼いたします」

こちらの都合で出られないとき
は，こちらから電話しなおすのが
礼儀。相手のほうから電話すると
言われたときは，それにしたがい
ます。

相手の電話番号と名前を間違え
ないよう，復唱して確認します。

最後の挨拶も忘れずに。

患者さんとの応対例

8 電話のかけ方

こちらから電話をするときは，要件を要領よく，しかも正確に伝えられるように準備をする習慣をつけておきたいものです。準備を整えておけば相手にも失礼がなく，不快な間違い電話もふせげます。

💬 電話をかけるときの手順とチェックポイント・・・・・・・・・・・・・

電話をかけるときには，次の手順に従いましょう。

（1）準備

　①相手の電話番号・名前・会社名などを確かめておく。

　②用件を順序よく正確にまとめておく（p.10「5W2H」を参照）。

　　話す順番に従って箇条書きにしておくと，自分も話しやすく，相手にとっても聞きやすくなります。話の展開を予想して，質問されそうなことがらについての資料や書類なども，そろえておきます。

　③相手が不在のとき，どうするか考えておく。

　④相手の都合を考える。

　　相手にとって忙しい時間帯ではないかを考えます。

（2）電話をかける

　⑤自分が名乗る。→「○○歯科医院の××でございます」

　⑥相手を確かめる。→「△△様でいらっしゃいますか」

　⑦挨拶をする。→「お忙しいところ，恐縮でございます」

　⑧相手の都合を確認する。→「ただいまお話をしてもよろしいでしょうか」

　⑨本人に用件を話す。

　　相手が不在のときは伝言を頼む。→「伝言をお願いしたいのですが，よろしいでしょうか」

　⑩終わりの挨拶をする。→「お忙しいところ失礼いたしました。どうぞよろしくお願いいたします」

（3）電話を静かに切る

🗨 患者さんの家に電話をかけるとき • • • • • • • • • • • •

「はい，中村です」

❏「おはようございます。私，○○歯科医院の受付の××でございます。いつもお世話になっております。失礼ですが中村清様でいらっしゃいますか」

「はい，そうです」

❏「朝のお忙しいところ，申し訳ございません。ただいま2〜3分，お話してもよろしいでしょうか」

「はい。かまいませんよ」

❏「さっそくですが，先日ご予約いただきました6月10日の診療の件なのですが，実は，その日，院長が急な会議で午後から外出することになってしまいました。たいへん申し訳ございませんが，次回の診療日を変更させていただけないかと思いまして，お電話をいたしました。他にご都合のよいお日にちとお時間はございますでしょうか」

「6月11日の午後なら大丈夫です。」

❏「では，6月11日の午後3時はいかがでしょうか」

「ええ，私はかまいませんが」

❏「ありがとうございます。勝手なお願いをいたしまして，本当に申し訳ございません。それでは，確認のために復唱させていただきます。メモのご用意はよろしいでしょうか。……次回の診療日は，6月11日の火曜日，午後3時に変更させていただきました。では，お待ち申し上げております。よろしくお願いいたします」

「はい，わかりました」

❏「お忙しいところ，失礼いたしました。ごめんくださいませ」

自分が名乗り，相手を確認し，挨拶します。相手が「はい」しか言わない場合は，「△△様のお宅でしょうか」と最初に確認してから名乗ります。

相手が電話で話せる状態かどうか確認します。

用件は，順序だてて簡潔に話します。予約日変更のお願いの場合は，その理由も簡単に言わないと失礼になります。

医院の都合で予約日を変更してもらうのですから，お願いするという姿勢で，患者さんの都合を伺います。

数字や日時などの用件を伝えるときには，相手にメモをとる余裕を与えると親切です。お礼の言葉も忘れずに。

挨拶をし，相手が受話器を置くのを待ってから静かに電話を切りましょう。用件だけ伝えてガチャンと切らないように。

9 苦情電話と間違い電話

> 患者さんからの苦情電話は意外と多いものです。応対を間違えると，大きなトラブルに発展してしまう可能性もあるので，どんな場合でも誠意をもって接しましょう。トラブルをふせぐことが何よりも大切です。

苦情電話の内容は必ず院長に報告しよう

○治療に関する苦情処理は院長にまかせる

　「痛みがとまらない」「詰め物の具合が悪い」といった苦情電話は，けっこう多いものですが，こうした苦情の原因が，すべて歯科医院側にあるとは限りません。歯科医師の注意を守らずに，歯を抜いた日に入浴して痛みがひどくなったり，アルコールを飲んだために出血したりするケースもあるのです。

　ですから，安易に「私どもの不注意でした」などと言ってはいけません。してもいないミスを認めたことになり，裁判などさらに大きなトラブルに発展することもあるからです。治療に関する苦情電話は，誠意をもって患者さんの話をよく聞くだけにとどめましょう。そして，その内容を院長に詳しく報告し，あとの処理は必ず院長にまかせるようにしてください。

○予約や料金に関する苦情には即答を避ける

　予約や料金に関する苦情電話には，「よく調べたうえで，のちほどお電話いたします」と応じて即答を避け，事実関係を調べてから責任のある回答をします。感情的になっている患者さんも，時間をおくと冷静になることが多いものです。回答の際には，患者さんが納得し，満足するまで説明します。「でも……」「そんなことはありませんよ」などの言葉は，相手をますます怒らせてしまうのでタブーです。歯科医院側にミスがあった場合は，院長と相談したうえで患者さんにていねいにおわびをし，最善の解決策を提案します。

苦情電話への応対の例

❏「○○歯科医院でございます」

「そちらにかかっている佐藤ですが」

❏「佐藤幸子様でいらっしゃいますね。こんにちは。
　どうなさいましたか」

➡ **治療に関する苦情電話の場合**

「昨日治療したところから出血して止まらないん
　です。ズキズキ痛むし，どうなっているのかしら」

❏「おつらいですね。ただいま院長に聞いてまいりま
　すので，少々お待ちくださいませ」

➡ **料金に関する苦情電話の場合**

「今，息子がおたくから帰ってきて，お金が足りな
　かったって言ってるの。不足分はいくら？　子ど
　もにわかるように言ってくれないと困るわ」

❏「佐藤武ちゃんのお母様でございますね。お調べし
　て，折り返しこちらからお電話いたしたいと存じま
　す。お電話番号は，1234－5678でございますね」

❏「佐藤様のお宅でございますか。先ほどのお問い合
　わせの件ですが，不足分は500円でございます。
　メモをお渡ししたのですが，ご自宅にもすぐにご連
　絡をしておくべきでした。ご迷惑をおかけいたしま
　して，申し訳ございません。今後は充分に注意いた
　します。それでは，お大事になさってくださいませ」

相手を確認し，挨拶を。

苦情の内容は詳しく聞き，必ずメ
モします。

患者さんの身になったあいづち
を。自分で判断できないことは必
ず院長に報告し，あとの応対も院
長にまかせます。

調べなければわからないときは，
相手の電話番号を確認し，こちら
から電話することを伝えます。

「メモをなくしたのでは？」など
と相手に否があるような言い方
は避け，自分の側にも落ち度が
あったなら素直に謝ります。

患者さんとの応対例

🍃 間違い電話にもマナーがある ・・・

　間違い電話をかけてしまったときは，
「失礼いたしました。番号を間違えまし
た」と謝りましょう。あわてて電話を切っ
たり，「あ，間違えちゃった」と言ったり
するのは失礼です。間違い電話を受けた
場合でも，「番号をお間違えではございま
せんか」と，ていねいに応対します。

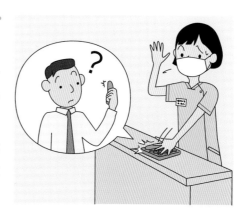

■ 応対の言葉はマスターしましたか？ ───────

▓応対の言葉のつかい方をチェック

　この章では，さまざまな状況別に，患者さんへの応対の例をあげて説明してきました。心をこめて応対しているつもりでも，言葉づかいがぞんざいでは，患者さんに不快な思いをさせてしまいます。

　下の表をチェックして，正しい応対の言葉を練習しておきましょう。

好ましくない応対の言葉	正しい応対の言葉
「待合室にいる女の人，誰かしら」	「待合室にいらっしゃる女性の方はどなたでしょうか」
「何かわからないことがある？」	「何かご不明のところはございませんか」
「それは私にはわからないわ」	「申し訳ございません，それは私にはわかりかねます」
「院長先生は，今すぐ来ます」	「院長は，ただ今すぐに参ります」
「あとで電話してください」	「のちほどお電話をお願いいたします」
「はあ？　なんて言ったの？」	「おそれいりますが，もう一度おっしゃっていただけませんでしょうか」
「そんなことはないわよ」	「そのようなことはございません」
「診療室に入ってください」	「どうぞ診察室にお入りください」
「お話中，すいません」	「お話中のところ，失礼いたします」
「○○先輩は，今日はお休みです」	「○○は本日，休みをとらせていただいております」
「いいですよ，わかりました」	「はい，かしこまりました（うけたまわりました）」
「トイレはあっちです」	「トイレはあちらでございます」
「この紙に名前を書いてください」	「こちらの紙に，お名前をお書きいただけますでしょうか」
「急いでいるんですか？」	「お急ぎでいらっしゃいますか」
「うちの病院には○○という人はいませんが」	「当院には，○○という者はおりませんが」
「おたくの会社」	「御社」
「おばあちゃん，どうしたんですか？」	「○○さん，いかがなされましたか（どうなさいましたか）」
「そうですか，知りませんでした」	「さようでございますか，存じませんでした」
「その仕事は私がやります」	「その仕事は私がいたします」

第 5 章

トラブル Q&A

Q1 予約のキャンセル

予約当日に，患者さんから「急用で……」とキャンセルの電話が入りました。できてきた技工物を入れるため，1時間も時間を取ってあるので，来ていただきたいのですが。

A 予約のキャンセルは，歯科医院にとっては痛手になるので，できるだけ避けたいことです。しかし，予約は「歯科医院側の効率をよくするため」はもちろんですが，その前にまず「患者さんの無駄な時間をなくすため」のものであることを思い出してください。やむを得ない事情で予約をキャンセルしてきたときは，こころよく応じましょう。

「お忙しくて，大変ですね。それでは，予約を変更させていただきます。治療はできるだけ早いほうがいいと思いますので，○日では，いかがでしょうか。お時間のご希望はございますか。……○時ですね。大丈夫です。お取りできます。では，○日○時にお待ちしております」というように，予約をキャンセルしたときは，その場で次の予約を取るようにします。

そのことは，アポイント用紙にきちんと記入し，歯科医師にも伝えます。ただし，どうしても患者さんの予定がわからない時などに，無理に予約をとろうとするのはやめましょう。

予約の取り決めは，歯科アシスタントの重要な仕事です。診療内容やそれにかかる時間をしっかりと把握して，無駄や無理のない予約を心がけましょう。そして何より大切なのは，歯科医院側の都合を押しつけるのではなく，患者さんの都合を考えることです。

そして患者さんからキャンセルの連絡を受けたときは，無断でキャンセルするのではなく連絡をしてくれたことに対して，最後に「ご連絡をありがとうございました」のひと言をそえましょう。

Q2 診療開始時間が遅れた

前の患者さんの治療に時間がかかってしまい，予約の時間が来ても診療室に入っていただくことができません。患者さんは，もうずいぶん待っていらっしゃるのですが。

A 歯科治療はすべてが時間通りにできるものではありません。予約の時間は絶対的なものではなく，あくまでも目安であることをあらかじめ患者さんに伝えておきましょう。待合室や受付に掲示しておいてもいいでしょう（p.65）。

それでも，あまり長くお待たせするようなときは，歯科医師に確認してから，患者さんにあとどのくらいかかるかを伝えます。そのとき，「あと○人」「あと○分」などと，具体的な数字をあげるほうがよいでしょう。

「お待たせして申し訳ございません。前の患者さんの治療が少々長引いております。あと○分ほどでお呼びできると思いますので，もうしばらくお待ちください」と，ていねいにおわびします。

お待たせした患者さんが診療に入るときにも，必ず「○○様，大変お待たせいたしました」と声をかけます。

患者さんは，忙しい時間の都合をつけて診療に来ているのです。「だって，しかたないじゃない」と考えず，誠意をもって応対することが大切です。

どうしても時間の余裕のない患者さんには，予約の取り直しをするなど，臨機応変に対応しましょう。

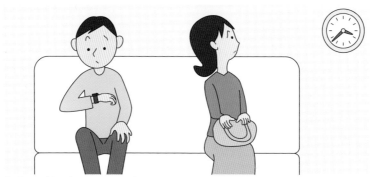

◆時間が過ぎているのに何の説明もないと，患者さんはイライラしてしまいます。

トラブルQ&A

Q3 患者さんを呼ぶ順番を間違えた

うっかりして患者さんをお呼びする順番を間違えてしまいました。気がついたときにはもう診療が始まっていて，本来お呼びすべき患者さんをお待たせすることになってしまいました。

A 仕事が忙しいと，つい患者さんの順番の確認もおろそかになりがちです。まず最初に，患者さんが来院されたときに，決められた手順に従ってしっかり順番を確認しておくことが大切です。

それでももし間違えてしまったときには，あとになってしまった患者さんを次に入れます。そして患者さんが診療室に入るときには，必ず「お待たせして申し訳ございませんでした」と声をかけましょう。

しばらくお待たせすることになってしまう場合には，患者さんのところへ行って，「申し訳ございません。こちらの手違いでお呼びする順番が変わってしまいました。次にお呼びいたしますので，もう少々お待ちいただけますか」とおわびします。心から，誠意をもっておわびすれば，患者さんもわかってくれるはずです。

いずれにしても，順番を間違えるというのは，受付としてあってはならないミスですから，充分気をつけてください。

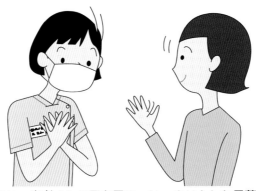

◆おわびするときは，患者さんの目を見て，はっきりとした言葉でおわびします。

Q4 あとから来た患者さんが先に入る

先に来て待っている患者さんがいらっしゃるのに，担当の先生の診療が長引いたため，あとから来た患者さんが先に診療室に入ることになってしまいました。どうすればいいでしょうか。

A 患者さんの中には，予約の時間よりずいぶん早く来院される方もいれば，時間ぎりぎりになってしまう方もいます。あとから来た患者さんのほうが，予約の順番は先ということもあるのです。

また，歯科医師が何人かいるときは，たいてい患者さんごとの担当になっているので，担当の歯科医師の診療状況に応じて，患者さんを呼ぶ順番は変わります。

「私のほうが先に来ているのに」と不満を持つ患者さんもいらっしゃるかもしれません。このような苦情が出たときには，予約の順番や，担当歯科医師の治療であることなどをていねいに説明しましょう。

「○○様の担当医の○○は，ただいま前の患者さんの治療が長引いております。申し訳ございませんが，もうしばらくお待ちください」と，待つ理由をはっきり説明されれば，イライラしている患者さんの気持ちもやわらぎます。

待合室の患者さんからよく見えるところに「治療の内容などにより，順番が変わることがあります」と表示した張り紙や，プレートを掲示しておくのもよいでしょう。

それでも，待っていただくときは「もう少しお待ちくださいませ」，診療室に入るときには「お待たせいたしました」のひとことを忘れずに。患者さんの受ける印象はとてもよくなります。

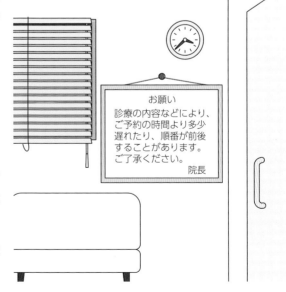

お願い
診療の内容などにより、ご予約の時間より多少遅れたり、順番が前後することがあります。ご了承ください。

院長

トラブルQ&A

Q⑤ 急患が来た

「歯が痛くてたまらない」と突然患者さんが来院されました。今の時間は予約でいっぱいなのですが，患者さんはとてもつらそうです。どうしたらよいでしょうか。

A 急に患者さんが来院することも，よくあることです。急患といっても，症状には差があるので，患者さんの状態に応じて対処するようにしましょう。

○待ってもらえるとき

すぐに歯科医師が診なくてはならないほど急を要していないときは，予約診療の空いた時間に診療するようにします。待ってもらえるといっても，患者さんは早く診てもらいたくて来院されたのですから，院長と相談して，できる限り早く診療できるようにしてあげましょう。患者さんには「予約の患者さんがいらっしゃいますので，空き次第ということになりますが，よろしいでしょうか」と断りを入れておきます。

○急を要するとき

歯科医師に症状のひどい患者さんが来院したことを告げて，指示をあおぎます。患者さんの訴える症状や，本人が話せないときは同伴者から聞いた症状も正確に報告します。このような患者さんは，チェアが空き次第診察することになりますから，必ず他の待っている患者さんに，急患が入ったことを説明して了解してもらいましょう。お待たせした患者さんが診療室に入るときは，「お待たせいたしました」と声をかけることを忘れないようにします。

○電話での急患のとき

「歯が痛いんですけど，今日は空いていますか」といった問い合わせのときは，予約状況を確認して，歯科医師の指示をあおぎ，できる限りその日のうちに診察できるようにします。ただし，とても混雑していたり治療に時間がかかるようなときは，患者さんに症状を聞いて，時間が遅くてもいいか，後日でも大丈夫かなどとうかがうこともあります。

Q6 治療費に対する苦情

治療が終わり，会計のときに「○○様，本日は○○円になります」とお伝えしたところ，「どうしてそんなに高いんだ。お金を持ってきていない」と患者さんが怒りだしてしまいました。

A 治療の内容によっては，費用がかなり高額になってしまうこともあります。そういうときには，必ず事前にいくらくらいかかるかを伝えておくようにしましょう。いきなり高額の請求をされると，患者さんも困ってしまいます。

「次回は○○の処置をいたしますので，だいたい○○円くらいかかると思われます。ご用意をお願いいたします」

事前の説明を忘れていたときは，治療費が高くなることをあらかじめ話しておかなかったことを謝り，なぜ高いのかを説明します。そして患者さんに持ち合わせがない場合は，不足分を次回持ってきていただくようにするとよいでしょう。

「申し訳ございません。前回費用のことをお伝えしておかずに，ご迷惑をおかけいたしました」

「本日は○○の処置をいたしましたので，費用がいつもより高くなってしまいました」

「残りの分は，次回お持ちいただければ結構ですので，よろしくお願いいたします。ご面倒をおかけして申し訳ございませんでした」

お金が足りないというのは，患者さんにとってとても恥ずかしいことです。窓口で大騒ぎにならないよう，上手に対応しましょう。また次回不足分を持ってきていただくことは，カルテなどにメモしておきましょう。

どうしても治療費が納得できないという患者さんには，「治療内容と費用のことにつきましては，もう一度院長とお話しいただけますか」とお願いして，院長と直接話してもらいましょう。

Q7 患者さんの服を汚した

薬品の準備をしているときに，チェアに座っている患者さんが急に動いたので，薬液を患者さんの服にこぼしてしまいました。患者さんはびっくりして，怒りだしてしまったのですが。

A 診療室にはたくさんの器具や薬品があります。取り扱うときは充分注意が必要ですが，患者さんが思わぬ動きをすることもあるので，周りにも気を配らなくてはなりません。

もし，患者さんの服に薬品をこぼしてしまったときは，「急に動くから」「危ないじゃない」と，患者さんのせいにしてはいけません。まず，おわびをして，しみ抜きをしてみます。薬品によっては，他の薬品で拭くのが効果的な場合もあります。機敏に対応してください。

・ホルムクレゾールをこぼしたとき

　　　➡ 下にタオルをしいて，アルコールで拭く

・サホライド，ヨードグリセリンをこぼしたとき

　　　➡ X線定着液のチオ硫酸ナトリウムで拭く

薬品の性質を，日ごろからきちんと覚えておくことが必要です。

どうしてもしみが残ってしまうときには，クリーニング代を医院が負担することを伝えて，理解していただきましょう。

「本当に申し訳ございませんでした。どうしてもしみが残ってしまうようですので，クリーニングにお出しいただけますか。費用は私どもで負担させていただきます。ご面倒をおかけしますが，よろしくお願いいたします」

たとえ患者さんが悪かったとしても，迷惑をかけたことには変わりないのですから，心からおわびしましょう。

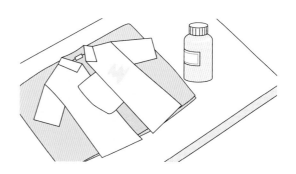

Q8 器具を破損した

診療器具を運んでいるとき，誤って落として壊してしまいました。
自分で直そうとしたのですが，どうしてももとに戻りません。高価
そうな器械なので，言い出せないのですが。

A 診療室には器械・器具がたくさんあり，いつもその中で仕事をしてい
るのですから，絶えず注意が必要なのは当然です。器械・器具の扱いは
慎重に。たとえどんなに慣れていても，気を抜いてはいけません。

しかし，いくら気をつけても事故が起こってしまう場合もあります。そんな
ときには一人でどうにかしようなどとはせず，すぐに院長に報告します。

器械・器具の中にはとても高価なものもありますし，すぐにかわりが手に入
らないような精密機械もあるので，早急に対処することが必要なのです。いざ
というときに使えないということがわかったら，診療に大きく影響してしまい
ます。患者さんには迷惑をかけますし，医院の信用もなくしてしまいかねませ
ん。壊した器械の費用だけでなく，より大きな損失が出てしまうかもしれない
のです。

自分のおかしてしまった過ちをいくら一人で反省していても，何も改善され
ないことを認識してください。事故があったときは，一刻も早く対処すること
です。最悪の事態の中でも，最良の行動をとることが大切なのです。

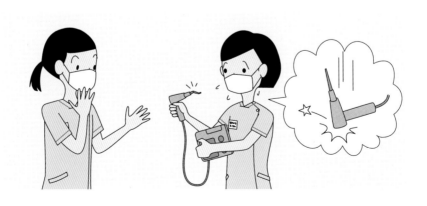

■歯科用語

■8020運動

「はちまるにいまるうんどう」と読む。

健康な日常生活を送るには，自分の歯で食べることが大切であるという考えから，80歳になっても20本以上自分の歯を残すようにしようという運動のこと。日本歯科医師会と厚生労働省が提案したもので，現在全国的にさまざまな研究や運動を展開している。

■かかりつけ歯科医

通常の診療だけではなく，地域の患者さんのライフサイクルにそって，口腔領域のケアを継続的に行う歯科医師のこと。

かかりつけ歯科医の機能として以下のことがあげられる。

①患者の必要に応じた健康教育・健康相談
②必要とされる歯科医療への第一線での対応
③障害者・要介護者への歯科医療提供
④福祉施設・在宅患者への歯科医療・口腔ケア
⑤予防管理
⑥チーム医療実践のための医療連携

■医療連携

患者さんのあらゆる医療問題に対応するため，かかりつけ歯科医が，医師・薬局・高次医療機関・その他の関連職種と連携をとり，紹介したり指示したりすること。

■EBM（Evidence-based Medicine）

科学的根拠に基づく医療のこと。

それぞれの患者の治療方針を決定するときに，最新・最善の科学的根拠を用いて，良心的かつ的確な医療判断をすること。

■健診（Risk finding）と検診（Case finding）

健診は，臨床検査などによって，対象となる人が現在健康を損ねていないことを確認すること。

検診は，臨床検査などによって，対象となる人が特定の疾患にかかっているかどうかを調べること。

■PMTC（Professional Mechanical Tooth Cleaning）

PMTCとは，「プロフェッショナル・メカニカル・トゥース・クリーニング」の略で，歯科医師や歯科衛生士が専門の機械や器具を使って汚れやプラーク，歯石を除去すること。

■医療廃棄物

医療行為に伴って排出される廃棄物は病原体に汚染されている可能性があり，感染のリスクをもっている。使用済みの注射針・ガーゼなどのほか，石膏・金歯・入れ歯なども含まれる。必ず専用の容器に廃棄し，専門業者に処理を依頼する。

第 6 章

いろいろな業務

1 消毒と滅菌

> 患者さんの口の中を治療する歯科医院では，常に清潔な環境を保つ必要があります。院内感染などが起こらないよう，消毒・滅菌の手順を理解して，正しく実行していきましょう。

クリーンな環境をつくる

　患者さんの口の中を治療する歯科医院では，常にクリーンな環境を保つことがとても重要です。ここでいう「クリーンな環境」とは，見た目が清潔なだけでなく，細菌学的にも完全に清潔であることを意味します。

　特に患者さんの口の中に直接触れる器具や，歯科医師・歯科衛生士の手指が，細菌に汚染されているようなことがあってはいけません。常に清潔に保つためには，日ごろの消毒と滅菌が欠かせないものになります。

　消毒とは：人に対して有害な微生物を殺して，感染を防ぐこと

　滅菌とは：すべての微生物を殺すこと

消毒・滅菌の方法

　消毒・滅菌の方法は対象とするものによって違います。どの器具をどのような方法で消毒・滅菌するのかは歯科医院によって違いますので，必ず頭に入れておきましょう。次に，消毒方法と滅菌方法の種類をあげておきます。

○消毒の方法

・紫外線消毒法：紫外線殺菌灯による消毒。滅菌後の器具の保管や手術室の空気中浮遊物の消毒に使われる。プラスチック類など，紫外線によって変質するものには適さない.

・薬液消毒法　：薬液で拭いたり，薬液に浸したりする。使用する薬液は，アルコール，クロルヘキシジン，ヨード系薬品など。手指や治療椅子，器物一般に用いられる。

○滅菌の方法

・高圧蒸気滅菌法：オートクレーブの中で，高圧蒸気で滅菌する方法。熱に強い器具に使用する。

・ガス滅菌法　：ガス滅菌器の中で滅菌する方法。精密機械，金属製器具，ガラス製品，ゴム製品，プラスチック製品など，あらゆる材質のものを痛めずに滅菌できる。

📄 消毒・滅菌の手順を守る ・・・・・・・・・・・・・・・・・・・・・・・・・

消毒・滅菌に際しては，必ず作業の手順を決めておき，もし中断することがあっても，再開した時に間違いなく作業が終了できるようにしておくことも大切です。忙しいと，ついついおろそかになりがちですが，消毒・滅菌は患者さんのためだけでなく，歯科医院のスタッフの健康や安全のためにも必要なことです。確実に，手順通りに行いましょう。

対象となるものが水洗いできる場合には，洗剤等を使用して汚れを取り，充分水洗いしてから，消毒・滅菌を行います。

水洗いの際は手指を傷つけないよう注意しましょう。滅菌済みの器具も，そのまま放置するのではなく，紫外線消毒器内で保管しておくとよいでしょう。

📄 手指の消毒 ・・

手指を清潔に保つことは，感染予防のうえからも欠かせません。手指の消毒方法には，手洗い剤と流水による手洗いと，アルコール手指消毒剤を用いた手指消毒があります。

<正しい手洗いの方法>

①手指を流水でぬらして手洗い剤を適量取り，手のひらをよくこすり合わせる

②手の甲をもう片方の手のひらで洗う

③指先，爪の間をもう片方の手のひらの上で洗う

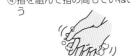

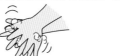

④指を組んで指の間もていねいに洗う

⑤親指をもう片方の手で包み，ねじり洗いする

⑥両手首を洗う。流水でよくすすいだら，ペーパータオルなどでふき取って乾かす

2 医療廃棄物の処理

医療行為によって排出される廃棄物のことを医療廃棄物といい，通常のゴミとして出すのではなく専門の業者に委託して廃棄をしてもらうことになります。医療廃棄物の処理について知っておきましょう。

💬 感染性廃棄物

医療廃棄物のうち，人に感染する病原体が含まれるもの，あるいはその恐れがあるものを感染性廃棄物といいます。歯科医院での感染性廃棄物には，注射針，メスの刃，血液のついたガーゼ，使い捨て手袋，マスクなどがあります。これらは専門の処理業者に委託して廃棄してもらいます

💬 マニフェスト

感染性廃棄物の処理を委託する場合は，事前に指定業者と委託契約を結び，廃棄物を引き渡す際にはマニフェスト（産業廃棄物管理票）を交付することが法律で義務づけられています。そして適正に処理されたことを，後日業者から返送されてくるマニフェストで確認する必要があります。このマニフェストは5年間保存しなくてはなりません。

また1年に1回，交付したマニフェストに関する報告書を都道府県知事に提出する義務もあります。

💬 廃棄物の種類ごとに正しい廃棄をしましょう。

感染性廃棄物は一般廃棄物とは別に，バイオハザードマークのついた容器に格納しておくなど，廃棄物によって捨てる場所が区別されています。歯科医院ごとに決められたルールを守らないと思わぬ汚染を招いてしまうこともありますから，廃棄に関する院内ルールはしっかりと覚えるようにしましょう。

◆バイオハザードマーク

3 緊急時の対応

歯科治療を行っているとき，急に患者さんが体調を崩すときがあります。多いものとしては「脳貧血」がありますが，もしものときに慌てずに対処できるよう，救急蘇生法についても勉強しておきましょう。

ショック時の対応

脳貧血はショックの1つで，顔面蒼白・血圧の低下・めまいなどの症状がみられます。こんなときはまず歯科医師の指示を仰ぎ，次のような対処をします。

①水平に寝かせる　②衣服を緩める　③毛布などで体を保温する

救急薬品，器具の点検

日頃から緊急時に必要となるものを点検して，いつでも使える状態にしておきましょう。必要となるものとしては，血圧計，救急薬品，酸素吸入器，AED（自動体外式除細動器）などがあります。

救急蘇生法

患者さんの意識がなくなった場合の救急蘇生法の手順を覚えておきましょう。

①肩をたたき，名前を呼んで反応を確認する

②反応なければ救援を要請する（119番通報，AEDを持ってきてもらう）

③呼吸の確認と気道の確保（片手で額を抑えながら顎先を少し上げる）

④人工呼吸を2回行ったら胸骨圧迫30回，を繰り返す（人工呼吸は省いてもよい。胸骨圧迫は心臓の真ん中を1秒に2回のペースで強く押す）

⑤AEDが到着したらAEDの電源を入れる

⑥電極パッドを倒れている人の胸に貼る

⑦AEDが電気ショックを必要と判断したら，ショックボタンを押す

⑧電気ショック後，胸骨圧迫を再開し，救急車到着まで続ける

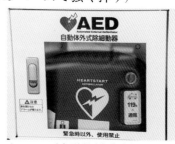

◆ AED（自動体外式除細動器）

4 薬品・器具の保管

> 歯科医院ではたくさんの薬品や器具が使われます。それらのずさんな保管は，事故の原因にもなります。安全に，効率よく治療が行えるように，薬品・器具の保管方法を工夫しましょう。

💬 薬品・器具の保管はとても重要 ・・・・・・・・・・・・・・・・・

　歯科医院では，多くの薬品や器具が使われています。それらの使用ミスが重大な医療事故につながることもあるので，取り扱いには細心の注意が要求されます。薬品や器具を間違える事故の原因は，大部分が保管方法にあると言われています。保管には，充分気をつけましょう。

　正しい保管は，安全のためだけではなく，治療の効率をよくすることにも大きな役割を果たします。必要な薬品や器具がすぐに使用できるようになっていることで，治療がスムーズに行えるのです。

💬 薬品・器具を取り扱うときの注意 ・・・・・・・・・・・・・・・・・

①置き場所を決め，整理・整頓しておく。

②取り扱い説明書は保管し，いつでも読めるところに置く。

③在庫を点検し，常に補給しておく。

④薬品は直射日光の当たらない冷暗所に保管する。

⑤薬品は変質しないように，新鮮なものを少しずつ小出しにして使う。

⑥薬品を小びんに移すときには，必ず確認する。やり慣れた作業でも，確認はおこたらない。

⑦薬びんにはラベルを貼る。ラベルが汚れたり，読みにくくなったりしたら，一目でわかるものに貼りかえる。

⑧着色びんに入っている薬品は，日光に当てない。小出しにするときも色の付いた小びんに入れる。

⑨診療室用の小型冷蔵庫を使うときは，食品と薬品をいっしょに入れない。

⑩コンポジットレジンなど冷蔵したほうがよいものもあるので，取り扱い説明書をよく読む。

⑪素手でさわると危険な薬品もあるので，素手ではさわらない。

⑫石膏は乾燥に気をつける。

⑬温度に敏感な薬品もあるので室温に気をつける。

⑭小さな器具は，一見すると同じように見えるが，型番などが違うと別のものなので気をつける。

目的に応じて置き場所・入れる容器を決める ・・・・・・・・・・・

薬品は保管しておくための容器・包みと，使うための容器を使い分けましょう。購入したときの段ボール箱から直接薬品を取り出して治療したりしたら，患者さんは嫌な気持ちになるでしょうし，薬品の変質や汚染の原因にもなります。薬品は目的に応じて，次の3段階で保管・使用するとよいでしょう。

○チェアサイド：使用に便利なように，たくさんの種類を少量ずつ置く。長期保存には向かないので，長期になったときは残ったものを捨てることもある（目安としてアルコールは毎日，ホルムクレゾールは1カ月程度で捨てる）。

○キャビネット：薬品の梱包をといて，目と胸の高さに一定量をストックする。よく使用する薬品は扉のない棚に入れてすぐ取り出せるようにするなど，キャビネット内の配置も工夫する。

○冷　暗　所：購入した薬品を保管する。湿気や温度に注意して変質しないようにする。

　たくさんの薬品や器具を一度に覚えることは不可能です。いつもどこに何が置いてあるかを確かめて，頭に入れておくように心がけましょう。新しい薬品や器具を購入したり，もっと使いやすい配置を考えて変えたときは，スタッフ全員に連絡を徹底し，全員が新しい配置を覚えるようにします。

5 物品の購入・管理

> 歯科医院で使われるものは，器具，材料，薬品，事務用品と多種多様。必要なものがいつでもそろっているように，絶えずチェックしておきましょう。購入したものの管理も大切な仕事です。

使用する物品を覚える

歯科医院では，治療に使う器具，材料，医薬品，事務用品など，多くの物品が必要です。まず，使われている物品の品名や内容，使い方を頭に入れておきましょう。こうした物品は歯科治療や医院の運営に欠かせないものなので，在庫を切らすことのないように気をつけてください。さあ治療，というときに，必要な材料がなかったりすると，治療ができず患者さんに迷惑をかけるだけでなく，歯科医院にとっても大きな損失になってしまいます。

発注のタイミングと在庫管理

使う量（1週間，1カ月ごとなど）や注文してから納入されるまでの日数を確認して，絶えずゆとりをもって物品を注文しておきましょう。ゆとりをもって購入するといっても，やたらと多量に注文すればいいというわけではありません。保管場所の問題もありますし，時間がたつと変質したり効力がなくなってしまうものもあるからです。

物品ごとに「残りが○個になったときに，次の○個を注文する」と決めておくと，まちがいがないでしょう。

購入した物品は，使用目的や使用頻度に応じてきちんと整理・整頓しておくことが必要です。せっかく購入してあるのに，どこにおいてあるかわからなくて使えないのでは意味がありません。

また，定期的に在庫を調べることも忘れてはいけません。使用期限の切れているものなどは新しいものを注文し，使わないものは次は注文しないなど，管理を徹底しておきましょう。

6 技工物の発注と納品

> 技工物は，患者さんの歯の治療を完成させる大切なものです。
> 約束した日に技工物ができていなくては大変です。発注のとき
> にはできあがり日を確認して，患者さんに迷惑をかけることの
> ないようにしましょう。

技工指示書で技工物を発注

　歯科医院内で技工物をつくるときも，外注するときも，技工指示書が必要となります。技工指示書に記入するのは歯科医師ですが，技工物の完成日を確認して患者さんの来院日を決めるのは，受付での大切な仕事です。

　発注してから完成するまでの時間は，技工物の種類によってだいたい決まっています。しかし技工所の都合などで変わる場合もあるので，発注時には必ず納品日を確認しておかなければなりません。

患者さんに迷惑をかけないように

　患者さんと次回の約束をして，その日に来ていただいたのに，技工物がまだできていなくて治療できなかった……こんなことになっては大変です。また，技工物ができてきても，不都合があって直さなければならないこともあります。

　完成予定日を確認したら，それに数日の余裕をもって患者さんと次回の約束をしておくとよいでしょう。患者さんに迷惑をかけることのないよう，いつも心がけておきましょう。

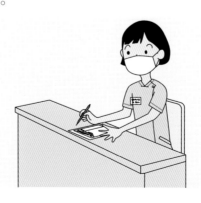

7 医療保険のしくみ

> 国民皆保険の日本では，ほとんどの歯科治療が保険で行われています。保険の種類とその特徴，また，保険制度によって診療報酬が支払われるしくみは，ぜひ覚えておきましょう。

🍃 医療保険とは何か

　医療保険の目的は，国民の生活に重大な支障を及ぼす疾病，負傷などについて必要な保険給付を行い，被保険者およびその家族の生活の安定を図ることにあります。

　日本ではすべての国民が，何らかの医療保険に加入しなければならないことになっています。歯科医院でもこの保険による診療が多いため，医療保険のしくみについて勉強しておきましょう。

🍃 保険によって診療報酬が支払われるしくみ

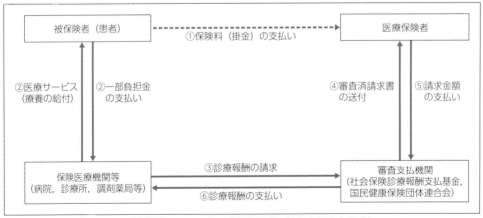

(厚生労働省HP「我が国の医療保険について」の「保険診療の流れ」図より作成)

○被保険者（患者）は
・医療保険者に保険料を納めます。
・保険医療機関で診療を受けたとき，決められた一部負担金のみを支払います。

○保険医療機関（病院，診療所，調剤薬局等）は

・被保険者に診療サービスを提供します。

・治療にかかった費用を，医療行為ごとに決められた点数に基づいて計算し，診療報酬明細書（レセプト）と診療報酬請求書を作って，審査支払機関に請求します。

○審査支払機関（社会保険診療報酬支払基金，国民健康保険団体連合会）は

・提出されたレセプトについて審査した後，医療保険者に請求書を送付します。

・医療保険者からの支払いを受け，医療機関ごとに診療報酬を支払います。

○医療保険者（自治体，健康保険組合等）は

・審査済みのレセプトを受け取り，記載された請求金額を審査支払機関に支払います。

いろいろな医療保険

　医療保険は，勤めている人が職場で加入する**被用者保険（社会保険，社保）**と，それ以外の人が住んでいる地域で加入する**国民健康保険（国保）**との，大きく2つに分かれます。これらは職場や年齢の違い等により，さらに下図のように細分されます。

　なお，2008年4月1日より**後期高齢者医療制度**が施行され，75歳以上の方と，政令で定める障害状態にある65歳以上の方が加入しています。

いろいろな業務

医療保険の種類		加入対象者
被用者保険（社保）	全国健康保険協会管掌健康保険	健康保険組合を持たない企業の従業員等
	組合管掌健康保険	企業の健康保険組合に属する従業員等
	日雇保険	日雇い労働者等
	船員保険	船員として船舶所有者に使用される者等
	共済組合	国家公務員・地方公務員・私立学校教職員等
国民健康保険（国保）	一般国保	農林漁業の従事者・自営業者等
	組合国保	国民健康保険組合に属する自営業者等
後期高齢者医療制度		75歳以上の加入者，および65歳以上の障害者

8 保険証の確認

> 保険証は，その患者さんが医療の給付を受ける資格があること
> を証明するものです。必要なことはもれのないように確認しま
> しょう。特に一部負担金の割合には気をつけて。

必ず保険証を確認する

わが国では，国民皆保険制度が実施されているので，歯科治療もほとんどが保険を利用して行われます。ただし，保険ではできない治療もあって，それについては患者さんの自費診療となるので，窓口で全額を支払ってもらうことになります。自費診療は歯科医院によって取り扱いの種類や金額が異なります。

保険診療では，初診のときに必ず保険証を提出してもらい，確認しなければなりません。もし，その日保険証を持ってきていなかったならば，後日できるだけ早く提出してもらって，必要事項を確認しておきましょう。どうしても保険証を提出してもらえないときは，治療費は全額患者さんの負担になってしまいます（その日の治療費は全額患者さんの負担となり，後日差額を返金するという医院もあります）。

転職など患者さんの都合によって保険が変わることがあります。患者さんには保険証の変更があったら必ず連絡してもらうよう伝えましょう。

保険証は，患者さんが医療の給付を受ける資格があることを証明する大切なものです。確認はきちんとしてください。

どんなことを確認するのか

受付で保険証を提出してもらったら，その保険証に書かれている内容を確認します（保険証のコピーをとらせてもらうこともあります）。

①氏名

②性別

③生年月日

④本人・家族

⑤保険の種類

⑥保険者番号

⑦記号・番号

⑧資格取得日

⑨有効期限　など

　患者さんからお預かりした保険証は大切に扱い，確認が終わったら確実に患者さんに返します。患者さんに返却し忘れたなどということがないように。

　保険証にはいろいろな種類があり，それぞれ少しずつ記載様式が違っています（たとえば，社保には有効期限の記載はありません）。一度自分の保険証をじっくりと見て，どんなことが記載されているか確認してみるのもよいでしょう。

🍃 月初めの保険証の確認 ・・・・・・・・・・・・・・・・・・・・・・・・・・・・・

　保険医療機関では，受診される方の保険証を確認することが法令により義務付けられています。再診の場合も毎回確認することが望ましいのですが，多くの医院では毎月初めに保険証を持参してもらい，変更がないかを確認しています。月初めに確認したら，カルテに確認の印をつけるとよいでしょう。

　転職・退職などで保険が変わっていないか，有効期限が切れていないかなど注意して保険証を確認するようにしましょう。

🍃 保険診療の一部負担金 ・・・・・・・・・・・・・・・・・・・・・・・・・・・・・

　保険診療の場合の，それぞれの年齢層における自己負担の割合

・75歳以上の者は1割（現役並みの所得者は3割）
・70歳から74歳までの者は2割（現役並みの所得者は3割）
・70歳未満の者は3割。6歳（義務教育就学前）未満の者は2割

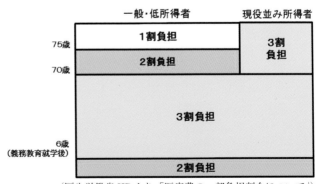

（厚生労働省HPより「医療費の一部負担割合について」）

9 カルテの記入

患者さんの診療内容を記録するカルテは，患者さんのプライバシーにもかかわる重要な書類です。保険証からの記入はまちがいのないようにていねいに。そして，取り扱いには十分気をつけましょう。

カルテとは何か

カルテとは診療録のことです。歯科では，患者さんの口の中の状態や診療の記録などが記入されています。カルテは法律で定められた重要な書類で，取り扱ううえでの約束がいくつかあります。

①カルテは，診療の終了した日から5年間保存しなければならない。

②カルテに記入されている内容を，ほかの人に見せてはならない。

③記入は黒または青のペンで行う。鉛筆は不可。

④まちがえたときは，修正液などは使わず＝で消して直す。

保険証からカルテへ記入する

受付で患者さんから保険証を提出してもらったら，その内容を確認してから，決められたことをカルテに記入します。保険証の種類によってカルテの色が異なりますので注意しましょう（黒：社会保険本人用　赤：社会保険家族用　緑：国民保険。国民保険は青の場合もあります）。

カルテには次のことを記入します。

①保険者番号，記号・番号

保険者番号と，保険証の上に書かれている記号・番号を正確に記入します。数字はまちがえやすいので，読みやすい字ではっきりと。被保険者の家族（扶養者）のときも，保険者番号は同じです。有効期限にも注意します。

②氏名，生年月日，性別

家族（扶養者）の場合は，受診者氏名と被保険者氏名が違うことになりま

すので，気をつけましょう。

③住所，被保険者との続柄

　保険証に記載されていなときは，診療申込書や問診表で確認して記入します。

④資格取得年月日

⑤事業所の所在地・名称

⑥保険者の所在地・名称

　これらの項目を読みやすい字できちんと記入するとともに，必ず一部負担金の割合を確認しておきましょう。

◆カルテ例

いろいろな業務

10 資料の整理と保管

増え続けるさまざまな書類は，常に整理が必要です。患者さんのプライバシーにかかわるカルテや，保存期間の決められたものなど，書類ごとに整理のしかたを工夫しましょう。

必要な書類を保管する

歯科医院では，診療関係・経理関係のさまざまな書類やたくさんの資料が取り扱われています。これらをわかりやすく整理して保管しておくことも歯科アシスタントの大切な仕事です。

必要な書類と不要な書類に分けて，必要なものはすぐ取り出せるように保管し，不要なものは捨てる……などの書類の整理を「ファイリング」と呼びます。ファイリングのために便利な文具がいろいろ売られているので，目的にあったものを探しておくとよいでしょう。ファイリングキャビネットという引き出しを利用して，書類の保管をすることも多いようです。

ファイリングのしかたは，医院の実際にあわせて，スタッフで相談・工夫していきましょう。

書類によっては，保存期間が決められているものもあります。保存期間の長い経理関係の書類などは，一定の大きさの段ボール箱で保管するとよいでしょう。箱の表には次のことを書いておくと，内容が一目でわかるのであとの作業がらくになります。

① 書類の内容
② いつからいつまでの書類が入っているか
③ 保存終了日はいつか

書類の保存期間

・診療関係　　カルテ…………5年（診療完結の日から）

　　　　　　　技工指示書……3年

```
                処方箋…………3 年
                X 線フィルム…3 年
・経理関係        ………………7 年
    ①帳票              現金出納帳，固定資産台帳，
                     売掛帳，買掛帳，
                     経費帳，領収書，
                     預金通帳
    ②決算書関係        損益計算書，貸借対照表　など
```

診療に役立つ用紙 ● ● ● ● ● ● ● ● ● ● ● ● ● ● ●

　歯科医院には，さまざまな業務に合わせた診療に役立つ用紙があります。患者さんの予約を記入する**アポイント用紙**，時間ごとの予定を記入できる**日報用紙**など，備えている用紙は歯科医院によってちがいますが，必要に応じてその使い方や整理の仕方もおぼえておきましょう。

◆アポイント用紙例

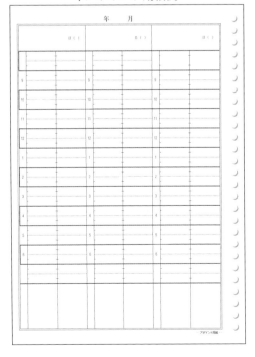

　アポイント用紙は，時間ごとに患者さんの予約を記入するものです。左の用紙は（一財）口腔保健協会で取り扱っています。

11 医療事務と会計

> 保険点数から患者さんの負担するお金を計算するのは，重要な仕事です。保険の種類によって負担の割合が違うので，しっかり確認してください。金銭に関することは特に慎重に行いましょう。

患者さんの負担金を計算する

　ほとんどの患者さんが保険で診療を受けることになるので，会計では保険点数から患者さんが負担するお金を計算しなければなりません。保険点数とは，たとえば前歯の抜歯はいくら，奥歯の詰め物はいくらと医療行為ごとに決められている点数です。現在は1点が10円で計算されているので，保険点数に10をかけたものがその日の治療費となります。患者さんが負担するお金は，そのうちの決められた割合だけです。この割合は保険の種類によって違うので，充分注意してください。

〈例〉保険点数300点，負担率3割の患者さんの場合

　　　　$300 \times 10 = 3000$………治療費の合計

　　　　$3000 \times 0.3 = 900$………患者さんが払うお金

　　　　※つまり，保険点数の3倍が負担する金額となります。

〈例〉保険点数435点，負担率3割の患者さんの場合

　　　　$435 \times 3 = 1305$………1の位が0でないときは，1の位を四捨五入する

　　　　　　　　↓

　　　　　　　1310………患者さんが払うお金

　あわてて計算するとまちがえて，患者さんに迷惑をかけてしまいますし，医院の信頼もなくしかねません。落ち着いて，正確に計算しましょう。念のため，計算は2回行います。

　なお，現在は多くの歯科医院でコンピュータを使用するようになっており，会計業務は楽になっていますが，上記の負担金の計算のし方は覚えておきましょう。

12 コンピュータの利用

> 飛躍的にすすむコンピュータの普及により，私たちの生活は格段に便利になってきています。歯科医院の業務にもコンピュータが多く利用され，効率化が図られています。

窓口業務でのコンピュータの利用 · · · · · · · · · · · · · · · ·

　患者さんのデータ管理や料金の計算など，細かな業務の多い受付では，コンピュータが活躍します。患者さんの氏名，住所，保険の種類，一部負担金の割合，病歴などのデータをコンピュータに入れておけば，必要なときにすぐ取り出せ，診療の効率化や患者さんへのサービスの向上に役立ちます。

　料金の計算でも，診療行為ごとの保険点数や一部負担金の割合などがコンピュータに記憶されていれば，その日の診療を入力するだけで，料金の計算，領収書のプリントアウトができます。

　その他にも，カルテの作成・管理，患者さんへの連絡，各種文書の作成などにコンピュータが利用できます。

保険請求事務へのコンピュータの利用 · · · · · · · · · · · · ·

　保険診療を行う場合，毎月，診療報酬請求のためのレセプトを作成しなければなりません。かつてはすべて手書きで行われ，レセプト作成は大変な労力を要するものでした。しかしこの作業にもコンピュータが導入されるようになり，作業に要する時間はずいぶん短縮されました。コンピュータを使ってレセプトを作成するときは，データを正確に入力することに注意しましょう。

その他の利用法 ·

　診療の場面でもコンピュータの利用はすすんでいます。治療のシミュレーションをして治療方針の参考にしたり，臨床検査や投薬などの事務処理，技工物の作製にもコンピュータが利用されています。

新人歯科衛生士・歯科助手必読
歯科スタッフのマナーと実践マニュアル　第3版

2003年 2 月14日　第1版・第1刷発行
2008年 3 月25日　第1版・第4刷発行
2010年 3 月31日　第2版・第1刷発行
2017年10月 4 日　第2版・第5刷発行
2020年 9 月 7 日　第3版・第1刷発行

監修　公益社団法人　日本歯科医師会

編集・発行　一般財団法人 口腔保健協会

〒170-0003　東京都豊島区駒込1-43-9
振替 00130-6-9297　Tel 03-3947-8301㈹
Fax 03-3947-8073
http://www.kokuhoken.or.jp/

乱丁，落丁の際はお取り替えいたします．　印刷/三報社印刷・製本/愛千製本
© Oral Health Association of Japan, 2020. Printed in Japan
〔検印廃止〕
ISBN978-4-89605-366-1　C3047